困った時に役立つ！
気になる症状からナビする病気の事典

藤原大美
大織診療所院長
元・大阪大学医学部助教授

現代書林

はしがき

　明治維新から、明治、大正、昭和と渡る時代に、日本は大きな社会的変貌を遂げました。昭和の大戦の後、我が国は社会的にも経済的にも再び大きく変化しています。先の変貌が、がむしゃらな、しかし夢一杯の変化であったのに対し、今の変化ははたして人類に幸せをもたらすのか、少なからず懸念を呼び起こすような変化に思われます。このような世の中の移り変わりに沿うように、私達の体にも変化が起こり、遭遇する病気は、その頻度も内容も一昔前と様変わりしています。

　人々が最も怖れる「がん」が増加の一途をたどるのに加え、新たな困難な病気に直面するようになりました。「認知症」と「要介護状態（フレイル）」の増加です。認知症もフレイルも直接生命を脅かすものではありませんが、家族をはじめ周囲に、さらに社会構造や国家経済に多大な影響を及ぼすことを考えますと、やはり怖い病気に違いありません。また、このような怖い病気だけではありません。最も頻度の高い、身近な病気である生活習慣病も、日常生活や生活習慣の変化で増加しています。こうしてみると、私達は病気の網をかいくぐって生活しているような感を拭えない状態にあることに思い至ります。

　そのような病気の網のなかで私達は日々、さまざまな体の変調を自覚することになります。その中で身近な病気といえども、その症状が変化し、病気の自覚症状が複雑化してきました。例えば、従来多く見られた胃や十二指腸潰瘍が減少してきたのと逆に、逆流性食道炎が増えてきました。逆流性食道炎は、胃酸が食道へ逆流することによって起こる病気です。ところが、胃酸の逆流による胸やけやゲップだけでなく、狭心症と紛らわしい胸痛や、さらには気管支炎、または喘息様の呼吸器症状をひき起こすために、逆流性食道炎という一つの病気の症状が非常に複雑多彩になってきています。

加えて、ストレスや運動不足が慢性的に続く現代人には、身体的病気に基づく症状のみならず、メンタル的ないろいろな症状も増え、両者が相互に悪い影響を及ぼし合って症状を複雑化しています。このような状況で、体に何らかの変調を来した場合、どうすればよいのでしょうか？　そのつど、病院を受診するのは大変なことで、きりがありません。とはいえ、やはり気がかりになりますので、ある程度は自分で自分の症状を見きわめ、受診の必要性を自身で判断せねばなりません。

　一般の人が、自分で自分の症状を大まかにとはいえ判断するのは、決してやさしいことではないでしょう。何らかの指針になるようなものが必要となるのではないでしょうか？　そのような背景から、身近な症状を紐解いて、はたして病気なのか？　病気であるならどのような病気が考えられるのか、どう対処すべきかといったことを、ある程度は自身で理解するのに役立たせていただくことを目的として書き上げたのが本書です。

　筆者が大学の教官を辞して、町の一診療所の院長として過ごしてきた十数年間に、診療所を受診してくれました患者様と、毎日診察室で会話を続けてきた経験を元にまとめたものです。
　本書は身の回りに起こる症状から"ナビ"して病気の原因や対処法を知る事典として書き上げた、200余りの病気への入門書になっています。同時に索引にあげた病気から、その内容を逆方向に理解していただくことも可能です。
　身近な症状をどのように考え、かつ、どう対処すればよいかという、日常的な疑問に本書が少しでもお役に立つことができれば、著者としてこのうえない喜びです。

　2018年8月

藤原大美

目 次

はしがき ……3

A 口、鼻、のどから呼吸器にかけての症状 ……9

- **A-1** 風邪症状と風邪に似た症状……10
- **A-2** 口、のどの諸症状……13
- **A-3** 急性の咳……17
- **A-4** 長引く咳と慢性的な咳……24
- **A-5** しゃっくり……31
- **A-6** いびきと睡眠時の無呼吸……35

B 消化器系の症状 ……41

- **B-1** 胸やけ……42
- **B-2** 胃もたれ……49
- **B-3** おなかの痛み……54
- **B-4** 下痢……65
- **B-5** 便秘……72
- **B-6** 痔……77

C 心肺系の胸部症状 ……83

- **C-1** 動悸……84
- **C-2** 息切れ……91
- **C-3** 胸の痛み……97

D 頭部で感じる症状 ……… 105

- **D-1** めまい……106
- **D-2** ふらつき……114
- **D-3** 耳鳴り……120
- **D-4** 頭痛……127
- **D-5** 肩こり……134

E 手や足に出てくる症状 ……… 141

- **E-1** 手足のしびれ……142
- **E-2** 手のふるえ……147
- **E-3** むくみ……152
- **E-4** 下肢静脈瘤……159
- **E-5** こむら返り……166

F 整形外科系の症状 ……… 171

- **F-1** 急性腰痛……172
- **F-2** 慢性腰痛……177
- **F-3** 関節の痛みと腫れ……183
- **F-4** 高齢者の筋力低下……193

G 皮膚の症状 ……… 199

- **G-1** 発疹、湿疹、皮膚炎……200
- **G-2** 冬場の手足のかゆみ……208
- **G-3** 日光による肌トラブル……214
- **G-4** 不快な臭い—汗の臭い、ワキガ、加齢臭、口臭……218

H 眼の症状 225

- **H-1** 眼がかすむ、ぼやける、見づらい......226
- **H-2** 飛蚊症......230

I 泌尿器科・婦人科系の症状 235

- **I-1** 眼で見える尿の異常......236
- **I-2** 排尿における不快症状......240
- **I-3** 不正出血......247

J 精神・神経科系の症状 251

- **J-1** 気分の落ち込み、憂うつ感......252
- **J-2** 物忘れと認知機能障害......258

K 夏場の注意すべき症状 265

- **K-1** 夏バテ......266
- **K-2** 熱中症症状......272

コラム	健康長寿を目指す知識と知恵……40, 82, 140, 170, 198, 224, 250
	上腹部内臓についての、知っていて役立つ知識……63

一口メモ	痰と鼻汁……22
	誤嚥性肺炎……23
	ゲップ……44
	急性胃炎と慢性胃炎の原因……59
	ノロウイルスの3つの感染経路……69
	心房細動が危険な不整脈である理由……90
	突発性難聴……110
	リンパ (リンパ管、リンパ節、リンパ球) とは？……156
	エコノミークラス症候群 (肺動脈塞栓症)……157
	静脈瘤の血栓から脳梗塞になることは？……165
	紫外線……217
	神経伝達物質……254

あとがき……276

疾患病名 (症状様病名を含む) の索引……278

A
口、鼻、のどから呼吸器にかけての症状

● A-1　風邪症状と風邪に似た症状

　風邪は、口や鼻からのど、気管支に至るまでのあちこちに、いろいろな症状が出ますので、正式には風邪症候群といいます。そのさまざまな症状のうちのいずれかと同じような症状が出て、実は単なる風邪ではない病気も多々あります。風邪症候群と、風邪ではない類似の病気を概説します。

● A-2　口、のどの諸症状

　口からのどにかけて現われる、①のどが痛い、イガイガする、②のどの違和感ないしは不快感が続く、③声がかすれる、声が出ない、④物を飲み込みにくい、むせるといったさまざまな症状について考えます。

● A-3　急性の咳

　咳がどのくらいの期間続いているかによる病気の違いが大きいようです。咳の続く期間が3週間までの咳は急性の咳、8週間以上続く咳は慢性の咳、3～8週間の咳は長引く咳として、3つの期間に分けて原因を考えます。

● A-4　長引く咳と慢性的な咳

　感染症の咳は、普通は3週間以内に治ってゆきます。感染症でも、マイコプラズマや百日咳菌などに感染した場合は、咳が長引き、3週間以上続くことがあります。一方、8週間を越し、慢性的に咳が続く病気があります。感染症とは関係ない慢性の咳となります。

● A-5　しゃっくり

　しゃっくりは病気ではないにしても不快な症状には違いありません。しゃっくりの原因と、止める方法について述べます。

● A-6　いびきと睡眠時の無呼吸

　いびきが大きいこと、睡眠中に息が止まっていることを指摘され、心配になる人が多くなりました。いびきと睡眠中の無呼吸をまとめます。

A-1 風邪症状と風邪に似た症状

　風邪は最も身近な病気です。風邪と一口に言っても、口からのど、気管支に至るまでのあちこちに、いろいろな症状が出ますので、正式には風邪症候群といいます。風邪症候群のさまざまな症状のうちのいずれかと同じような症状が出て、単なる風邪ではない病気も多々あります。ここで、風邪症候群とともに、類似の症状を呈する周辺領域の病気について説明します。

Q「風邪症候群とは、いわゆる風邪のことですね？」
A「そうです。普通、風邪の症状は、発熱（せいぜい37度台前半までの微熱）、鼻症状（鼻汁や鼻づまり）、のど症状（のどのイガイガ感ないしは痛み）、気管支症状（比較的軽い咳や痰）、これらの症状がすべて、あるいはいずれかがセットになって現われます。医学的にそれぞれは、急性鼻炎、急性咽頭炎、急性気管支炎で、これらをまとめて"風邪症候群"と呼びます」

　患者さんの中には、自分流の診断をして症状を訴える人が少なくありません。「鼻がつまり気味で、のどがイガイガするのですが、熱がないから風邪と違うと思います」「少し熱っぽく、のどがすっきりしないけれど、咳がないから風邪と違うと思います。薬をください」等々。いずれも風邪症候群のうちの何らかの風邪症状なのです。

Q「風邪のような症状があって、風邪でない病気もあるのですか？」
A「はい。風邪はいわゆる風邪ウイルスによって起こるのですが、風邪ウイルスではなく、特殊な細菌やウイルスによって、のどや気管支に強い風邪様の症状を来す病気が多々あります」
Q「インフルエンザはその1つの例ですね？」
A「そうです。ありふれた風邪ウイルスではない、別のウイルスによって、強い風邪様症状がひき起こされる病気の代表です。患者さんのなかには、

インフルエンザと風邪を同じものと思っていて、『インフルエンザワクチンを接種したから、今年は風邪をひかないはずだ』という人がいます」

インフルエンザはインフルエンザ特有のウイルスに感染した結果、強い倦怠感と高熱を伴う（最近のインフルエンザは高熱が出ないこともしばしばあります）激しい症状が出て、多数の人が命を落とす重い感染症です。インフルエンザ以外にも、風邪症候群に似た病気はいろいろあり、次頁のチャートにまとめています。それぞれの病気は、所定の箇所で説明しますので、このイラストをここで理解する必要性はありません。"いろいろな、周辺領域疾患があるのだ"ということだけをわかってください。ここでは、とくに風邪と紛らわしい、主な病気のみを、簡単に説明します。

まず、頑固な咳が続く百日咳やマイコプラズマ感染症です。普通の風邪の咳は、ほとんどの場合、2週間以内に自然に治ってゆきます。一方、この2つの病気の咳は、2週間以上しつこく続きます。

次に特殊な細菌やウイルスがのどに感染して高熱や強い咽頭痛を来す溶連菌感染症、アデノウイルス感染症などがあります。溶連菌感染症ではのどが真っ赤になり、風邪の場合よりはるかに強いのどの痛みが出ます。アデノウイルス感染症では、のどの強い痛みとともに、眼が充血するなどの症状が出ます。EBウイルス感染症ではのどの強い痛みと、首にグリグリ（リンパ節の腫れ）が生じます。これらいずれの病気でも、普通の風邪より、症状はかなり強く出ます。「おかしい！ いつもの風邪ではない」と不安を感じたら、すぐ受診してください。

風邪症候群は正式にはこれら周辺領域の病気ではないことを確認の上、診断されることになります。医師は長年の経験により、ほぼ瞬間的に周辺疾患ではないと判断しますが、少しでも気がかりなところがあれば、それぞれについての検査をして、周辺領域の病気を除外します。

風邪症候群に類似した疾患とその特徴症状

鼻炎様症状を呈する病気

- アレルギー性鼻炎
  水性鼻汁・クシャミと鼻閉
- インフルエンザ
  風邪に似て非なる重病
- 急性副鼻腔炎 (P.29)
  鼻根および眉間の鈍痛
- 慢性副鼻腔炎 (蓄膿症) (P.28)
  後鼻漏とのど刺激症状

風邪症候群
- 急性鼻炎
- 急性咽頭炎
- 急性気管支炎

気管支炎様症状を呈する病気

- 慢性気管支炎
  風邪の後の長引く咳・痰
- インフルエンザ (P.18)
  風邪に似て非なる重病
- 肺炎 (P.19)
  迅速・的確な診断が要求される重病
- 百日咳 (P.18)
  長期に続く頑固な咳
- マイコプラズマ (P.18)、クラミジア感染症
  長期に続く頑固な咳
- 咳喘息 (P.27)
  数週～数カ月続く乾いた咳
- 気管支喘息 (P.25)
  咳、痰、喘鳴と呼吸困難
- COPD (肺気腫) (P.29)
  軽い咳が年中間欠的に続く

咽頭炎様症状を呈する病気

- 急性扁桃炎 (P.13)
  高熱と強い咽頭痛
- 扁桃周囲膿瘍 (P.14)
  単なる咽頭痛では済まされない危険な病気
- 急性喉頭炎 (P.14)
  音声が出にくくなる
- アデノウイルス感染症 (P.11)
  強い咽頭痛と高熱、結膜炎
- 溶連菌感染症 (P.11)
  高熱と強い咽頭痛
- EBウイルス感染症 (P.11)
  強い咽頭痛と頸部リンパ節腫脹
- 逆流性食道炎 (P.42)
  消化管の病気がのどに出る

A-2 口、のどの諸症状

　口からのどにかけては、いろいろな症状が現れます。例えば風邪をひいた時に、のどに不快な症状が出ます。しかし、のどの不快症状が単なる風邪ではなく、風邪とはまったく別の病気による症状として現われることもあります。実際、ほかの部位よりも、のどにさまざまな症状が出ることは多いのです。

　ここでは、のどに現われる不快な症状と、その原因となる病気のうち、一般の人が知っておいて役立つ病気を概論的に述べます。とくに頻度の高い「咳」と「痰」については項を新たにすることにします。

(1) のどが痛い、イガイガする

　ウイルスや細菌がのどの粘膜に感染すると炎症が起こります。炎症が起こると、つばを飲み込む際や、食事の嚥下の際に痛みが出ます。炎症が軽い場合は、痛みが出ないまでも、のどがイガイガして不快感を感じます。

　口の奥ののど一帯が咽頭 (P. 15の図 A-1 ⓐ) で、のどが痛い、イガイガするのは咽頭に起こる炎症の症状です。そのほとんどは風邪ウイルスの感染によるもので、正式には急性咽頭炎ということになります。風邪は鼻、のど(咽頭)、気管支のどこか、またはすべてに、最初はウイルスによって炎症が起こる病気で、3カ所の炎症症状をまとめて風邪症候群といいます(前項)。急性咽頭炎は風邪症候群の一つです。風邪症候群による急性咽頭炎によく似て非なる、しかし一見急性咽頭炎様の症状を呈する3つの特殊な感染症 (アデノウイルス感染症、溶連菌感染症、EBウイルス感染症) については、P. 11に簡単に述べてあります。

　口から咽頭に移る境目の両側で、口を開いた時に舌の奥の両脇あたりに扁桃腺があります。扁桃腺は白血球をたくさん含んでおり、病原体の侵入を防ぐ免疫系の組織です。細菌の感染が強いと防御できずに扁桃腺が赤く腫れ、扁桃腺に膿が溜まります。これは急性扁桃炎で、のどの痛み

は咽頭炎より強くなります。一般の人は、風邪でのどが痛い時、"扁桃腺が腫れて痛む"と素人診断で訴えますが、ほとんどは急性咽頭炎です。実際に扁桃腺に炎症が起こると、強いのどの痛みとともに高熱が続くことになります。さらに、扁桃周囲の粘膜に膿が溜まると扁桃周囲膿瘍になり、これになれば大変です。

　咽頭の奥は食道と分かれて喉頭から気管につながってゆきます（図A-1ⓐ）。喉頭の入り口には喉頭をフタする喉頭蓋（図A-1ⓐ）があります。ここに炎症が起こると、のど奥の真ん中あたりの強い痛みと呼吸困難が出ます。急性喉頭蓋炎といいますが、これはすぐ耳鼻咽喉科を受診すべき重大な病気です。同じのどに痛みが出る病気でも急性扁桃炎、扁桃周囲膿瘍、急性喉頭蓋炎は風邪症候群とは異なる重い病気です。

(2) のどに違和感ないしは不快感がある

　のどがなんとなくすっきりせず、違和感・異物感・不快感など、のどの異常感の訴えはよくあります。のどの炎症が慢性化した結果、慢性咽頭炎、慢性扁桃炎の症状として出現することが多いようです。しかし、咽頭がんや喉頭がんが潜んでいることもあり得ますので、長く続く場合は咽喉科での診療が必要です。また、最近は逆流性食道炎が増えてきており、この病気の咽頭症状として、のどの違和感がよくみられるようになってきました。逆流性食道炎については別項（P. 42）で述べてあります。一方、のどの違和感が続くため咽喉科で診察を受けても、のどに何ら原因となる病変が認められないこともよくあります。加齢による粘膜の乾燥が原因であったり、神経的（メンタル的）な原因（咽喉頭異常感症）の場合があります。

(3) 声がかすれる、声が出ない

　この症状が出る最も多い病気は風邪症候群に引き続いて起こる急性喉頭炎です。症状は風邪をひいて1〜2日後に急に出現しますが、風邪の全体的な症状の改善とともに、数日で消えてゆきます。前述の急性喉頭蓋

炎でも声のかれは出ますが、この場合は声のかれとともに、強いのどの痛みが現われます。さらにひどい場合は喉頭の入り口が塞がれますので呼吸がしづらくなります。すぐ咽喉科を受診しなければなりません。

いつとはなく出始めて、長く続く声のかれは、慢性喉頭炎か声帯ポリープが考えられます。当然喉頭がんの症状の場合も考えられますので、咽喉科診療が必須です。

[図A-1] 咽頭と喉頭、および呼吸と嚥下時における喉頭蓋の位置の変化

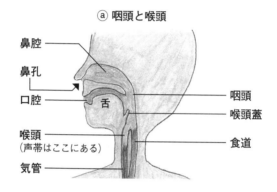

ⓐ 咽頭と喉頭

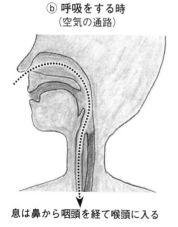

ⓑ 呼吸をする時
（空気の通路）

息は鼻から咽頭を経て喉頭に入る

ⓒ 食べ物をのみ込む時
（食べ物の通路）

喉頭蓋が喉頭の入り口を塞ぎ、
食べ物が気管に入るのを防ぐ

(4) 咳と痰

　咳は呼吸器系のみならず、すべての病気の症状のうちで、最も頻度の高い症状の一つです。咳の出る原因となる病気はさまざまで、原因によっていろいろな咳の出方があります。まず咳がどのくらいの期間続いているか、また、痰を伴う咳か、乾いた咳かによって原因となる病気が違ってきます。咳が出始めて3週間までの咳を急性の咳、3週間から8週間続く場合を遷延性の咳、8週間以上続く場合を慢性の咳と区別します。本書では、3週間以内（急性）を"急性の咳"、3週間以上（遷延性～慢性）の咳を"長引く咳と慢性的な咳"として、別々の項（A-3とA-4）で述べています。

(5) 物を飲み込みにくい、むせる

　食べ物は口からのどを通り、食道に入り、食道の蠕動作用（食べ物を送る運動）で胃に送り込まれます。食べ物を飲み込みにくいという症状は、食道のどこかで、食べ物を送り込む筋肉の動きが悪くなっているか、通り道が狭くなっていることが原因と考えられます。単なる炎症で粘膜が腫れているだけのことかもしれませんが、咽頭がんや食道がんが潜んでいることもあり得ますので、原因を精査する必要があります。

　食べ物が咽頭から食道に入る時、咽頭から喉頭～気管に入らないように喉頭蓋が喉頭に蓋をして喉頭への流れ込みを防いでいます（図A-1ⓒ）。むせるということは、食べ物が咽頭から食道に入るべきところ、咽頭から喉頭に入り、続いて気管に流れ込んでしまうため、咳で食べ物を気道から排出しようとする反応です。食道へ向かうべき食べ物が喉頭から気管、気管支に誤って入ることを誤嚥といいます。誤嚥した物を咳で出し切れず、肺に炎症が起こるのが誤嚥性肺炎です。このタイプの肺炎は、嚥下する咽頭の筋肉の機能が低下、または喉頭蓋が蓋をする機能が低下することが原因で、高齢になるとよく起こってきます（P.23の一口メモ）。

A-3 急性の咳

咳は診療所・病院を受診する病気の症状の中で最も多いものの一つです。咳が出る病気は実に多彩ですが、咳の持続期間と痰の有無や質で原因となる病気が大きく分かれます。とりわけ、咳がどのくらいの期間続いているかによる病気の違いが大きいようです。

医学的には咳の続く期間が3週間までの咳は急性の咳、8週間以上続く咳は慢性の咳となります。3〜8週間の咳は遷延する咳（長引く咳）と、3つの期間に分けて原因を考えて診療に当たります。3つに分けた咳の継続期間のそれぞれで、咳の原因となる主な病気を図A-2にまとめます。本書では、咳を「急性の咳」と「長引く咳・慢性の咳」に分けて、それぞれの項目で原因と対処を説明します。本項は前者の急性の咳についてです。

[図A-2] 咳の続く期間とその原因となる主な病気

咳の種類	発症後、咳の続いている頻度	主な病気
急性の咳	（0〜3週でほぼ0%に低下）	風邪症候群／インフルエンザ／肺炎（治療した場合）
遷延する咳（長引く咳）	（0〜8週で徐々に低下）	マイコプラズマ・百日咳／クラミジア・咳喘息／慢性副鼻腔炎
慢性の咳	（8週を超えて緩やかに低下）	気管支喘息／COPD／逆流性食道炎（治療しない場合）

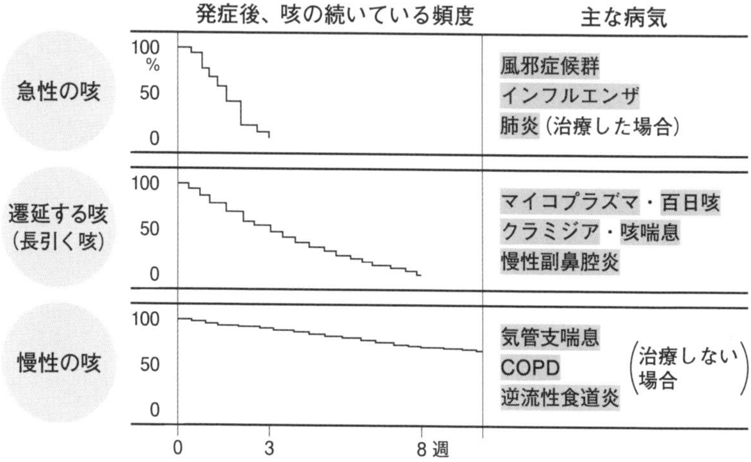

(1) 急性の咳の原因となる病気

3週間未満の咳の大部分は風邪症候群によるものです。鼻やのどに多種多様の風邪ウイルスのいずれかが感染し、さらに感染が気管支にまで

及び、急性気管支炎となった場合に咳が出ることになります。急性気管支炎を風邪症候群に含むか、別個とするかについては考え方の違いがあります。しかし感染に連続性がありますので、本書では急性気管支炎を急性鼻炎、急性咽頭炎と一緒にして風邪症候群としています。

Q「風邪ウイルス以外にも、気管支に炎症を起こして急性の咳を出させる病気はいろいろありますね？」

A「ええ、その主なものを表A-1のリストにしています。ほとんどは、何らかの病原体による感染症です」

Q「インフルエンザは風邪とは別物ですね？」

A「インフルエンザは風邪のきついものと思っている人がいますが、それは間違いです。まったく別物です」

[表A-1] 急性の咳の主な原因

① 風邪症候群の急性気管支炎
② インフルエンザ
③ マイコプラズマ感染症*
④ クラミジア感染症*
⑤ 百日咳*
⑥ 肺炎

*咳は"3週間（急性期）"を超え、"長引く咳"(P.24)に移行することが多い

インフルエンザは、インフルエンザ特有のウイルスの感染によって、強い倦怠感と高熱（最近では高熱が出ないことが珍しくない）を伴う激しい症状が出ます。年間多数の方が命を落とす重い感染症で、ワクチン接種でインフルエンザ感染を防ぐ対処が勧められます。一方、風邪をひき起こす風邪ウイルス（10種類以上あります）に対するワクチンはありません。風邪症状はそれほど強くないので、ワクチンによる予防もあえて必要ないともいえます。

マイコプラズマや百日咳の感染では、インフルエンザと異なり熱や倦怠感はさほどひどくありません。全身的な症状は風邪症候群に近いのですが、咳が曲者です。頑固な咳が長く続き、"長引く咳"の原因となる病気ですが、発症後3週間以内は急性の咳の原因となる病気に含まれます。

Q「マイコプラズマや百日咳による咳はしつこいのですね？」

A「ええ。しつこい咳をひき起こす感染症の代表がマイコプラズマ、クラミジア、百日咳です。それぞれ、特有の病原菌の感染によって発症します」

Q「風邪やインフルエンザの咳よりしつこいのですね？」

A「ええ、極端に言えば風邪はもとより、激しい症状の出るインフルエンザでも、安静にしていれば咳は3週間以内に治まります。一方、マイコプラズマ、クラミジア、百日咳の咳の持続期間はほとんどの場合、3週間を超えます」

Q「マイコプラズマなどは、早く治療すれば咳は3週間以内に治まりますか？」

A「ええ。早期に適切な抗生物質による治療を受ければ、3週間以上続くことはないようです。でもやはり普通の風邪の咳よりは長く続きます」

マイコプラズマ感染症や百日咳の治療は風邪の治療と違ってきます。でも症状が似ていますので、当初は咳症状だけでは確実に判別できません。そのため単なる風邪と思い受診しなかったり、適切な治療が遅れたりして3週間以上の長引く咳に移行することが多いのです。

最後は肺炎です。肺炎は表A-1のなかで最も重い病気で、肺炎になるのはそれなりの原因があります。肺炎の原因と症状は次項で述べます。

(2) 肺炎の原因と症状

肺炎は、さまざまな病原菌が鼻や口から肺に入り、肺に炎症が起こった状態のことです。気管支だけに炎症が起こるのではなく、肺の一部が全面的に炎症状態となり、放置すれば死に至ることになりかねない病気です。

Q「肺炎は、いきなり発病するものですか？」

A「いいえ、風邪症状が続いて数日してから肺炎に進むことが多いようです」

Q「風邪は、いろいろな種類の風邪ウイルスのどれかに感染して発症しますね。そのウイルスが原因で肺炎になるのですか？」

A「いいえ、細菌の二次感染が原因です。風邪をひくと、いろいろなウイルス

で、まず鼻やのどの粘膜が傷つけられます。さらに進行すると気管支もやられて咳が出ます。多くの場合、ウイルスで傷つけられた鼻、のど、気管支に、細菌が二次感染して風邪症状を悪化させます」

Q「ウイルス感染の上に、どのような細菌が二次感染するのですか？」

A「この場合の細菌には肺炎球菌とインフルエンザ菌（インフルエンザウイルスではなく、同名の細菌です）が最も多く、これらの菌が症状を悪化させるだけでなく、時として肺炎をひき起こすのです」

Q「肺炎になれば、"急性の咳"以上の症状が出るのでしょうね？」

A「もちろんです。発熱と咳・痰、それに時には胸痛がみられます。ひどい咳・痰が続き、発熱を伴っていればまず肺炎を疑います」

　風邪やインフルエンザにかかった人に肺炎球菌やインフルエンザ菌が二次感染すると、咳や膿性の痰を伴う気管支炎が起こります。それでも自分の体力、免疫力で治る場合もあります。治らない場合は病院か診療所を受診し、風邪による気管支炎として抗生物質を処方してもらえば軽快してゆきます。ところが多忙で、風邪を放置してこじらせた場合、体力が低下していたりする場合、高齢で免疫力が低下している場合などに、時として肺炎に進展します。高齢者には健常時に肺炎球菌ワクチンを接種して、肺炎を予防することが推奨されている理由が、ここにあります。

　なお、高齢者、とりわけ、臥床中の人や要介護状態の人によく起こる肺炎に誤嚥性肺炎があります。これは食べ物などの誤嚥によって起こる肺炎で特殊です。P.23のコラムにまとめています。

Q「風邪やインフルエンザではなく、マイコプラズマなどの感染でも、肺炎を併発することはありますか？」

A「ええ。マイコプラズマ肺炎、クラミジア肺炎としてよくみられます。この場合は、肺炎球菌が二次感染するまでもなく、マイコプラズマやクラミジア病原体が直接、気管支から肺に到達して肺炎を起こします」

マイコプラズマやクラミジアによる肺炎の場合は、必ずしも風邪の後とは限りません。これら病原体による気管支炎を起こしている経過中に肺炎に至るのです。この肺炎は比較的若い人（学童から30代の人）に、多く発症することも特徴的です。また、学童では咳による飛沫で、これらの病原体に比較的容易に感染し、そのまま肺炎になることがあります。症状は比較的軽くても、子供や若い人で1週間以上も頑固なひどい咳が続いていれば、マイコプラズマによる気管支炎か、それ以上の肺炎を考えます。

　症状から肺炎を疑えば、まず胸部X線写真を撮り、同時に血液検査で炎症反応と白血球の増加などをチェックして診断します。肺炎と診断されれば抗生物質の治療をすぐ始めます。高齢者、持病を抱えている人は別にして、一般成人や学童の肺炎のほとんどは入院を必要とせず、適切な抗生物質と自宅安静で治ります。

(3) 咳と痰

　咳が出る時は痰も出ますが、咳に痰が伴う場合と、伴わない場合があります。後者の咳は"乾いた咳"、または"空咳"ということになります。

　痰は肺や気管支から分泌される粘液のことです。病原菌が気道に侵入してきますと、そこで炎症が起こります。炎症は病原菌と白血球の闘いです。闘いの後の老廃物としての両者を外へ出すために、気道は粘液を分泌して、粘液で老廃物を包み、それを痰として咳によって体外に出すのです。

Q「痰は、病原菌と白血球の戦闘結果の老廃物が粘液に包まれ、咳で出されるものなら、痰を伴う咳は何らかの病原菌の感染で出ることになりますね」

A「ええ、急性の咳はほとんどが何らかの病原菌・ウイルスによる咳で、多かれ少なかれ痰を伴います。しかし、一方、次項で述べますが、慢性の咳には、病原菌の感染に依らない咳と痰が出る病気もあります」

Q「わかりました。表A-1にある急性の咳は痰を伴うことが多いのですね。でも風邪の咳でも痰の多い場合と、痰が少ない場合があるのでは？」

🅐「その通りです。風邪ウイルスの種類によるのか、気管支の炎症の波及程度によるのか、しばしば痰の多い、少ないの差があります」

　風邪ウイルスのみならず、インフルエンザウイルスの感染でも、痰が多い場合、少ない場合と差があります。痰が多いのは、ウイルスの感染だけでなく、いろいろな細菌が二次感染しているためと考えられます。マイコプラズマや百日咳の場合は、咳がひどい割に痰が少ないという特徴があります。風邪やインフルエンザ感染後に起こる肺炎は、肺炎球菌などの細菌の二次感染によるもので、この場合は大量の痰が出ます。

一口メモ　　痰と鼻汁

　痰は気管より肺へ至る気道から分泌される粘液として生じます。気管支の粘膜細胞の表面にはブラシのような線状の毛があり、この毛様のブラシが痰をのどに向かって送り出します。肺からのどに到達した痰は咳によって排出されます。

　鼻汁は鼻の粘膜から分泌されます。鼻で作られる痰のようなものです。普通は鼻の孔から、"鼻をかむ"ことによって排出します。ところが鼻汁が大量の場合、一部はのどの方へ流れることがあります。これを後鼻漏といいます。後鼻漏でのどに流れ落ちた鼻汁がのどに溜まると、一見痰が肺からのどに上がってきたように感じます。痰も後鼻漏の鼻汁も、病原菌を含む粘液の排出ですが、炎症がどこで起こって粘液（痰、または鼻汁）がのどに到達したのか、両者には大きな違いがあります。

一口メモ

誤嚥性肺炎

　誤嚥とは、食べ物、口のなかの分泌物（唾液）、逆流した胃液などが間違って、気道に入ることです。脳梗塞やパーキンソン病などの病気では嚥下障害が起こりやすくなりますが、"むせる"という行動で誤嚥がすぐわかります。一方、"むせる"という行動がなく、知らず知らずのうちに食べ物や口のなかの分泌物などが気道に入っていくことがあります。これが高齢者に多い不顕性誤嚥です。顕性、不顕性を問わず、誤嚥が原因で起こる肺炎を誤嚥性肺炎といいます。

Q「誤嚥性肺炎の場合は特殊な病原菌でなくても肺炎が起こるのですか？」

A「ええ、そうです。口の中の常在菌、つまり歯周病菌や、水や食物に含まれている細菌によって起こります。胃に入れば胃酸で殺されるのに、気管支に入ってゆくため、肺で炎症をひき起こすのです」

Q「ほかの肺炎と比べて、症状はどうですか？」

A「基本的にはほかの肺炎と同じです。ただし、高齢者によく起こる不顕性肺炎は、症状が現われにくいことがしばしばあります」

　高齢者の場合、肺炎の典型的な症状がなく、何となく元気がない、食欲がなくなり食べ物を口にするとむせる、食事も残すようになったなど、傍から見て体調を崩しているのかなという程度のこともあります。寝たきりはいうまでもなく、要介護状態にある高齢者に対しては、家族は注意深く見守ってあげましょう。また、口腔内を清潔に、食事は誤嚥しにくい物を用意する、食後2時間くらいは坐位を保つなどの注意が大切です。

A-4 長引く咳と慢性的な咳

　風邪やインフルエンザウイルスに感染した場合に出る咳は、普通は3週間以内に治まってゆきます。一方、よくある感染症でも、マイコプラズマ、クラミジア、百日咳菌などに感染した場合は、咳が長引き、3週間以上続くことがあります。でも3週間を越しても、8週間以上も続くことは稀です。一方、8週間を越し、ほぼ慢性的に咳が続く病気があります。長引くというよりは、感染症とは関係ない慢性の咳といった方がよいみたいです。

(1) 長引く咳・慢性的な咳の原因

　長引く咳と慢性の咳の原因となる主な病気を表A-2に挙げています。まず長引く咳ですが、表A-2の①と②です。風邪もインフルエンザの咳も急性の咳（前項）ですが、場合によっては長引く咳になることもあります。つまり、風邪をこじらせたり、一旦治りかけていたのに無理をしてぶり返したりしますと、咳が3週間以上続くことになりかねません。

[表A-2] 長引く咳・慢性の咳の原因

①風邪症候群とインフルエンザの一部

②マイコプラズマ、クラミジア、百日咳

③アレルギー性の病気
　気管支喘息や咳喘息など

④慢性副鼻腔炎

⑤COPD（肺気腫）

⑥逆流性食道炎（P. 42）

　一方、マイコプラズマ感染症、クラミジア感染症、百日咳の咳は曲者で、長々と続くことがしばしばあります。でも8週間以内にはほとんど治り、慢性の咳になることは稀です。これら感染症による長引く咳といえども、発症後3週間は急性の咳ともなります。したがってこれらの長引く咳については、本項ではなく、前項の急性の咳の項で述べています。本項では主に慢性の咳（表A-2の③④⑤）について説明してゆきます。

Q「慢性の咳としては、8週間が一つの目安になるのですか？」

🅐「ええ、そうです。8週間を越える咳では、適切な治療をしなければ、いつまでも続くと考えてよいからです」

🅠「病原菌の感染が原因でなく、アレルギーが関係する咳などでは、いつまでも続くことになるのではないですか？」

🅐「そうです。気管支喘息や、咳喘息が代表的なアレルギー性の咳です」

🅠「咳喘息とは何ですか？　気管支喘息とは別物ですか？」

🅐「一応、別の病気です。本項表A-2の④と⑤とともに、後で述べます。逆流性食道炎による咳はP.42を参照してください」

(2) 気管支喘息

　喘息とは、いつも気管支に炎症が起き、気管支の粘膜が赤く腫れ、粘液（痰）がくっついている状態です。平たくいえば、気管支にチョボチョボと小さな火事（炎症）が続いているのです。したがって気管支喘息を適切に治療しなければ慢性的に咳や痰が続きます。

　さらに炎症が起こっている状態の気管支は、さまざまな刺激に過敏に反応して、大火事を起こします。つまり、ほこり、ダニ、ペットの毛等のアレルゲン（アレルギー誘発物質）を吸って気管支が突然収縮したり、粘液で気管支が急に狭くなったりして、息苦しくなります。これが大火事、いわゆる喘息発作です。また、アレルゲンの吸入だけではなく、風邪やストレスが引き金となって喘息発作が突然起こることも珍しくありません。

🅠「喘息発作では、咳や痰が急に出てきて、呼吸とともにゼーゼー、ヒューヒューという喘鳴が出て、息苦しくなるのですね？」

🅐「そうです」

🅠「発作のない時はなんともないのですか？」

🅐「いいえ、気管支が常に炎症状態になっていますので、風邪をひいているわけでもないのに慢性的に咳や痰が出ます。つまり、慢性の咳が続きます。そして、さまざまな刺激で大火事（喘息発作）が起こるのです」

Q「ほこりやダニなどは誰でも同じように吸っていて、喘息を起こす人と起こさない人がいますから、喘息の原因はもっと深い所にあるのでしょうね？」

A「そうです。医学的にいいますと、喘息では気管支がほこり、ダニ、ペットの毛などに過敏に反応する状態、つまりアレルギー状態になっているのです」

Q「やはり原因は体質的なものなのでしょうか？」

A「そうです。アレルギーをひき起こしやすい体質の差ということになります」

　喘息を起こす体質も、喘息が起こるアレルギー反応のメカニズムも現在ではよくわかっています。また、最近では気管支喘息の治療は大きく進歩しました。喘息は気管支の慢性炎症であるという概念のもとに抗炎症剤を使用することにより、大きな治療効果を生み出すことができるようになりました。

Q「抗炎症剤とはどのようなものなのですか？」

A「それは副腎皮質ホルモン、いわゆるステロイド薬です。気管支の炎症を常に最小限に食い止めておけるのがステロイド薬なのです」

Q「副腎皮質ホルモン（ステロイド）といえば、副作用が心配ないのですか？」

A「副腎皮質ホルモンを経口用吸入器にセットして、吸入して気管支にステロイドを取り込ませる、吸入ステロイド薬が開発されました。これによってステロイドを全身にではなく、気管支局所に送達することができるようになりました。その結果、全身への副作用がほとんどない状態で、喘息の治療効果が大幅に上昇することになったのです」

　喘息患者さんが日頃から気を付けることは、発作の誘引となることをなるべく遠ざけることです。家のほこりやダニに対してはこまめに部屋の掃除をすること、動物の毛にアレルギーがある人は、室内でペットを飼うのはやめることです。また、風邪や心身のストレス、疲労が引き金となり、急に発作が起こることも多いので、これらの点に気を付けることが大切です。

(3) 咳喘息

　病名を見れば、喘息という言葉が含まれますので、気管支喘息の親戚みたいに思われることでしょう。実際、そうなのです。気管支喘息にとても近い病気なのですが、気管支喘息とは症状においてかなり違います。

Q「咳喘息は気管支喘息とどう違うのですか？」
A「気管支喘息の場合は、前述の吸入ステロイド薬などで適切な治療を受けていなければ、しつこく苦しい咳が慢性的に続くだけでなく、呼吸困難があります。気管支が細くなっているため、普段から息をするたびにゼーゼー、ヒューヒューという音が聞こえ、かつ息苦しさを感じます」
Q「咳喘息では呼吸困難を感じることはないのですか？」
A「ええ、ありません。咳喘息では、咳症状だけです。呼吸困難を伴わず、呼吸時のゼーゼー、ヒューヒューという喘鳴音も出ません。気管支喘息は発作時に窒息死する場合がありますが、咳喘息は痰の少ない、乾いた咳が慢性的に続くだけで、死に至ることはありません」

　気管支喘息は典型的なアレルギー疾患です。咳喘息は、現時点ではアレルギー疾患と言い切れない点もありますが、アレルギー体質の人に起こりやすいことは間違いありません。したがって、本質的に別の病気というよりも、アレルギーという共通の体質を背景にした病気の、親戚同士みたいなものと考えられます。実際、適切な治療をしないで咳喘息を放置しておくと、5年以内に何割かの咳喘息は気管支喘息に移行します。

Q「咳喘息は突然発症するのですか？」
A「咳喘息は、風邪のあとの長引く咳として起こることもありますし、いつとはなしに慢性の咳が出始め、それが長期に続く場合もあります」
Q「長期ということは風邪の長引く咳以上の期間ですね？」
A「そうです。2カ月、3カ月と続きます。また、風邪の時の断続的に続く咳

と違って、出ない時は出ないが、出始めると激しくしつこいという特徴があります」
Q「いつとはなしに始まるということは、アレルギーの体質があるうえに、何かが咳を誘発するのですね？」
A「そう考えられます」

　咳喘息になる人の気管支は、ヒューヒュー、ゼーゼーと喘鳴して息苦しくなることはありません。また、喘息発作を起こすこともありませんが、喘息と同じように炎症が起こっています。この炎症状態の気管支に咳を誘発するものとして、次のようなものが考えられます。冷気、タバコの煙、香水、気圧の変化、運動、飲酒などです。

Q「咳だけとはいえ、3カ月も続くと大変ですが、治療法はありますか？」
A「咳喘息のしつこい咳は、強力な咳止め薬を使っても治りません。一方、気管支喘息で使う吸入薬、つまり吸入ステロイド薬（とくに気管支拡張剤が入っているもの）が奏功します。これが効けば診断、かつ治療になります」
Q「それで治りますか？」
A「1週間ぐらいで効果が現われ、1カ月ぐらいでしつこい咳は止まります。咳が止まっても再発しやすいために、しばらくは吸入ステロイドを続けた方がよいでしょう」

　アレルギー性の咳には、気管支喘息や咳喘息とともにアトピー性咳嗽という病気があります。咳喘息よりもアレルギーの関与が大きいのですが、症状は咳喘息によく似ています。これに対しても吸入薬がありますので、咳喘息同様に治療は可能です。

(4) 慢性副鼻腔炎
　風邪で鼻腔の炎症がひどい場合や長引く場合に、しばしば副鼻腔に炎

症が波及し副鼻腔炎が起こります。副鼻腔とは、鼻の骨や頬の骨の中心部の空洞になっているところで、鼻腔につながっています。この空洞部分に起こる炎症が副鼻腔炎です。急性期の副鼻腔炎、つまり急性副鼻腔炎では、鼻閉に加え、鼻の根元（鼻の上の方）に鈍い痛みが出ます。風邪の症状とともにほとんどは軽快してゆきますが、時には治りきらず、慢性的な炎症に陥ることがあります。副鼻腔炎が慢性化しますと、細菌の二次感染によって副鼻腔に膿が溜まりますが、これが蓄膿症です。それとともに、膿が鼻から鼻孔ではなく、のどの方へ流れ落ちます。これが後鼻漏（P.22）です。鼻汁は塩分が多く、刺激性の高い粘液で、のどを激しく刺激します。常にのどがイガイガして、くせのように咳、または咳払いを続けます。このような痰や咳払いを含む慢性副鼻腔炎に対しても、適切な抗生物質による治療法がありますので、改善可能です。

(5) COPD（肺気腫）

COPDとは「慢性閉塞性肺疾患」の英語名の略称です。以前は「肺気腫」と呼ばれていました。タバコの煙や、大気汚染などで汚染された空気に含まれる有害な粒子を吸い続けることによって、肺に慢性的な炎症が生じ、肺胞（気管支の末端部分）が壊れたり、空気が通る気管支が細くなり、最終的には呼吸が困難になる病気です。なお、肺胞とは枝分かれしてゆく気管支が行き着く先にあって、酸素と二酸化炭素を交換するミクロの風船のように膨らんだものです。

Q「COPDは何らかの細菌やウイルスに感染して起こってくる病気ではないのですね？」

A「そうです。COPDの最大の原因は喫煙です。過去に長期の喫煙歴があれば、禁煙した後でもCOPDは発症します。つまり、喫煙という悪い生活習慣に原因がある病気、肺の生活習慣病なのです」

Q「でもタバコを吸う人が皆、COPDになるわけではないのでは？」

🅰「ええ、COPDを発症するのは喫煙者の一部なので、喫煙者の中でもタバコの害に感受性の高い人がCOPDを発症するのです」
🆀「COPDでは慢性的な咳が続くのですか？　そして、咳だけですか？」
🅰「ええ、咳が慢性的にずっと続きます。また、初めの頃は咳だけですが、いろいろ大変な症状が出てきて日常生活に支障を来すようになります」

　COPDの初期では、症状はほとんどありません。少し進んだ病期の軽症では「風邪をひいているわけでもないのに、咳や痰がよく出る」「階段を上る時やゴルフの時などに、息切れや動悸を感じる」といった症状が現われます。COPDは感染症ではないのに、慢性的に咳が続く代表的な病気なのです。病期が進むと、これらの症状がひどくなります。つまり一日中、咳や痰が出たり、少し動いただけでも呼吸がつらくなり、ついには酸素吸入が必要になります。COPDでは息切れ症状が必ず出ます。したがって、息切れの項（P.94）でもCOPDについて述べています。

　COPDはスパイロメトリーという簡単な呼吸機能検査でわかります。COPDを根本的に治す方法はありません。COPDは、放置すれば軽症から重症へと着実に進行し、ついには在宅酸素療法が必要となります。しかし、できるだけ早い時期に診断を受け、適切な治療を始めれば、呼吸機能が低下するのを抑えることができます。

(6) 逆流性食道炎

　逆流性食道炎は、胃酸が食道に逆流して胸やけを起こす病気です。ところが、この病気は最近では、胸やけだけでなく、「のどのイガイガ」や「しつこい咳」をもひき起こすことがわかってきました。本来は消化器疾患である逆流性食道炎は、呼吸器疾患のところにも顔を出すことになってきました。逆流性食道炎は、P.42で詳しく述べています。

A-5 しゃっくり

しゃっくりは日常生活で健康な人にも起こるもので、これを病気と思っている人はいないでしょう。でも突然起こり、「ヒクッ」という音がして苦しく感じるため、イライラします。病気ではないにしても不快な症状には違いありません。実際、「しゃっくりが止まりません」と訴えて受診される方が時々おられます。どうしてしゃっくりが起こるのでしょうか？ しゃっくりを早く止める方法はあるのでしょうか？ いつまでも続くことはないのでしょうか？ 本当に病気ではないのでしょうか？ このようなことについてまとめてみましょう。

(1) そもそもしゃっくりとは？

私達の身体の胴体は、胸部と腹部が横隔膜という筋肉で分けられています。しゃっくりはこの横隔膜が痙攣様に収縮することにより起こるのです。普段は横隔膜は胸部と腹部の間で、呼吸とともに、上がったり下がったり位置を変えています。息を吸い込むと、肺に空気が入り肺が膨らみますが、この時横隔膜は収縮して腹部の方へ下がります。息を吐きますと、横隔膜は緩んで上方へ位置を変えます。横隔膜は呼吸に伴って、収縮したり、緩んだりして上下に動いています。決して勝手に収縮したりしないのです。

Q「呼吸でゆっくり動く横隔膜が、突然痙攣するのがしゃっくりなのですか？」

A「そうですが、横隔膜が痙攣するだけではしゃっくりにならないのです」

Q「ほかにも何か起こるのですか？」

A「ええ、しゃっくりが起こるのには、横隔膜の痙攣と同時に、のどの声帯の筋肉が収縮して声帯が閉鎖しなければならないのです。別々の部位で2つの筋肉が同時に収縮してしゃっくりが起こるのです」

Q「しゃっくりの時に出る"ヒクッ"という音は声帯から出ているのですか？」

A「そうです。声帯が急に閉じるために出る音なのです」

Q「横隔膜と声帯は随分離れた所にあります。どうして2カ所の筋肉が歩調を

合わせて収縮することになるのですか？」

A「それはどうしてしゃっくりが起こるかという質問と同じです。しゃっくりが起こる仕組みを図A-3で説明しましょう」

図A-3で、咽頭の上方、鼻腔につながるあたり、つまり鼻咽頭部分の後壁が何らかの刺激（後述）を受けると、しゃっくりが出ます。実際、実験的にこの部分を意図的につついたりしてみると、しゃっくりが出ます。まず鼻咽頭後壁に分布する知覚神経（舌咽神経）が脳（延髄）へ刺激を伝えます。間髪を入れず、延髄は横隔神経を通じて横隔膜が収縮するように、同時に迷走神経を通じて声帯を閉じるように指令を出し、しゃっくりになるのです。しゃっくりはこれらの神経の一連のパターン化された作用によるもので、反射の一種と考えられます。

[図A-3] しゃっくりの仕組み

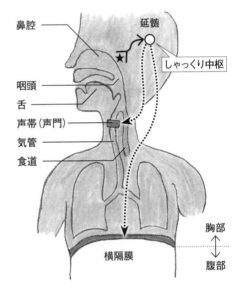

鼻咽頭（鼻腔と咽頭の境）が刺激される→刺激が延髄に伝えられる→横隔膜と声門の筋肉を収縮させる指令が反射的に出る

(2) しゃっくりの原因

Q「しゃっくりは特別な病気と関係なく、健常人で起こるものですよね？ 子供でもよく起こりますし、いや子供の方が起こりやすいみたいですから」

A「ええ、そうです。病気が原因のしゃっくりもないことはないですが、日常

起こるしゃっくりのほとんどは特定の原因がなく起こっています」

Q「病気のような特定の原因がなくとも、何らかの誘引があるのでしょうね？」

A「ええ、前述のように鼻咽頭後壁を刺激するとしゃっくりがひき起こされますので、そこが刺激されることが1つの引き金になります。そのほかにも引き金はありますが、表A-3に列記します」

鼻咽頭を機械的にこすったりするとしゃっくりが人為的に誘発されることがわかっています。したがって図A-3の鼻咽頭（★のあたり）を刺激する物や、刺激になる事（表A-3のA）でしゃっくりが起こります。また、胃が急に拡張しすぎた時（表A-3のB）でも、しゃっくりが出ます。横隔膜が上方へ圧迫されるため、横隔膜が刺激されることが一つの原因と考えられています。ただし、この場合は急激な胃

[表A-3] しゃっくりの原因

A. 鼻咽頭の刺激
＊熱いもの、または冷たいものを飲んだ時
＊食道から胃液や胃酸ガスが逆流した時
＊冷たい空気を吸った時
＊風邪でのどが腫れた時
＊食べるスピードが速かった時
＊炭酸飲料やアルコールを飲んだ時

B. 胃による横隔膜の圧迫
＊満腹になりすぎた時
＊炭酸飲料の炭酸で胃が膨らみ過ぎた時
＊しゃべりながらものを食べた時
＊息を吸い込みながら笑った時

C. 病気
＊脳梗塞や脳腫瘍などの脳の病気
＊気管支喘息などの呼吸器の病気
＊胃腸の通過障害による病気

拡張のため、胃酸、または胃酸ガスが食道に逆流して鼻咽頭を刺激している可能性もあります。

表A-3のAもBも、日常生活でよくあることです。年齢が低いほど、このような原因でしゃっくりが起こりやすくなります。一方、病気が原因のしゃっくりもあります（表A-3のC）。気管支喘息以外の、脳や消化器の病気が原因となる場合は、それなりに重い病態で起こるようです。

一般的には、AやBが原因のしゃっくりは数分、または長くて1時間以内

に自然に治まることがほとんどです。1日以上、2日も治らない時は、何らかの病気によるものかもしれないと考える必要があります。

(3) しゃっくりを止める方法

ほとんどの日常生活に起こるしゃっくりは、自然に止まるようです。でも数分以上も続くと、うっとうしく、また、少し苦しくイライラします。何らかの方法で止めたくなります。

表A-4に自分で止めるために試してみる方法を挙げてあります。これで必ず止まるというわけではありませんが、これらの手段はしゃっくりに関与する神経への刺激になり、止まる可能性があります。ただし、脳や消化器に重大な病気を抱えている人、心臓に病気を持つ人や、気管支喘息の人には勧められません。

しゃっくりを止める薬もあります。漢方薬の"柿のへた"は薬局で購入できます。医療機関では、バクロフェンという筋弛緩剤が処方されます。

[表A-4] 自分でできるしゃっくりの止め方

---

①ハンカチなどで舌をつまんで強めに引っ張る
②耳の穴に人差し指を入れて、痛さを感じるぐらいの強さで30秒ぐらい押し続ける
③深く息を吸い込んで20秒ぐらい息を止める

A-6 いびきと睡眠時の無呼吸

　近年、いびきが大きいことを心配したり、悩んだりする人が増えてきました。単なるいびきではそれほど気にならないかもしれません。しかし、いびきとともに、睡眠中に息が止まっていることをベッドパートナーから指摘されることが多いため、心配になるようです。最近ではほとんどの人は、いびきと睡眠中の無呼吸は、睡眠時無呼吸症候群〔Sleep Apnea SyndromeでSASと略されます〕の症状であることを知っておられます。そのため、自分はいびきが大きいだけでなく、睡眠中に無呼吸になっていないだろうか、無呼吸を放置して支障がないのだろうかと心配で受診される人が増えているのです。そこで、いびきとSASという病気についてまとめます。

(1) いびきと無呼吸の原因

Q「なぜ、いびきをかいたり無呼吸になったりするのですか？」

A「一般に、中年以降になると、のどの筋肉がたるんできます。睡眠中では、そのたるみが顕著になり、舌の根元がのどの奥に落ち込み、気道を塞ぎます」

［図A-4］いびきと無呼吸の原因

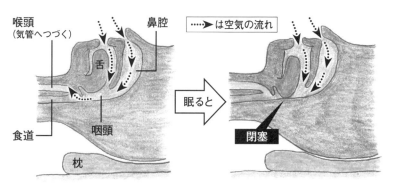

舌の根元（舌根）が落ち込んで咽頭が閉塞するため、息ができなくなる

Q「なるほど。気道が狭くなるため、大いびきをかくのですね」
A「そうです。さらに進んで図A-4に示すように気道が塞がれてしまいますと、いびきもかけなくて、無呼吸になるのです」

　いびきをかくからといって、本当に睡眠中に無呼吸になっているかどうかはわかりません。しかし実際に無呼吸、つまりSASになっていれば、これは一つの病気ですから放置するのはよくありません。そこでSASについて考えてゆきましょう。

(2) 睡眠時無呼吸症候群（SAS）の症状と診断
　SASが一躍有名になったのは、2003年に居眠りのために新幹線運転手が停車すべき岡山駅を素通りする事件があったことによります。したがってSASの症状は、「豪快ないびき」、「睡眠中の無呼吸」と「昼間の猛烈な眠気、または居眠り」の3つになります。

Q「息が止まっているといわれれば、不安ですが、無呼吸は睡眠中のことですので、当然自分ではわからず、自覚症状にはなりませんね？」
A「無呼吸自体はわかりませんが、それに関連した自覚症状、つまり自分自身で感じる自覚症状が出ることがあります」
Q「睡眠中の症状を自覚できるのですか？」
A「睡眠中に無呼吸が起こりますと、そのあと突然胸苦しい感じとともに目が覚めることがあります。この自覚症状は、"睡眠中に"ではなく、全体の睡眠時間のなかで感じるというのが正確です」
Q「なるほど。その感じは不快ですね。まかり間違えばポックリゆくのではないかと心配になりますね。それといびきと昼間の眠気が問題ですね」
A「いびきは他人に迷惑をかけるので、よく指摘されますが自分ではわかりません。一方、昼間の眠気は本人が充分自覚できることです」

いびきが大きいからといって、必ずしもSASになっているとは言えません。ではSASはどのようにして診断できるのでしょうか？

Q「いびきをかく人が、実際にSASになっていることを診断できますか？」
A「医学的には、10秒以上の無呼吸状態が、一晩に30回以上、あるいは1時間に5回以上起これば、睡眠時無呼吸症候群と診断されます」
Q「しかし、睡眠中の無呼吸ですから自分で持続時間と回数を測定できるわけではないですよね？」
A「そうです。また、ベッドパートナーも一晩眠らないでチェックをしてくれないでしょう」
Q「それなら、どうやって診断するのですか？」
A「一晩中の呼吸の様子を機械で調べることになります。この検査は終夜睡眠ポリグラフ検査といいます。この検査でSASが診断されます」

　以前は専門医療機関に一晩泊って睡眠ポリグラフ検査を受けていました。最近、自宅で睡眠中の呼吸状態を調べることができる携帯用の簡易な機器が開発され、外来で使用可能となっています。循環器科で使用する携帯用24時間心電計みたいなものです。これを使うと、検査のために一晩入院する必要がなく、呼吸状態を自宅で調べることができるようになりました。

(3) 睡眠時無呼吸症候群（SAS）による健康面や社会生活への影響

Q「SASの診断が下れば、治療をしなければなりませんか？」
A「そうなりますね。その前にSASによってどのような悪影響が社会生活や健康面に出るかをわかっている方が治療を受け入れやすいでしょうね」
Q「昼間眠くなるから仕事の能率が悪くなり困るというような単純なものではないのですか？」
A「ええ、眠気による学習能力や仕事効率の低下、交通事故や労働災害の発生など、社会生活への影響が出ます。これは誰でもわかるでしょう」

Q「それはすぐ納得できます。健康面にも影響が出るのですか？」
A「そうです。自分ではわからないでしょうが、重大な影響が出ます」

　睡眠中に1分間呼吸ができなかった場合を考えてください。当然、身体は酸素不足になり、それが繰り返されるわけです。体に良いはずがなく、低酸素状態はさまざまな障害をもたらします。また、目が覚める時に交感神経の緊張を招き、血圧上昇や不整脈をひき起こします。このようにして高血圧症、不整脈、糖尿病、心筋梗塞、脳血管障害の発症やその進展につながってゆくのです。重症のSASでは寿命が短くなることがわかってきましたが、それに基づく死亡原因の多くは心筋梗塞や脳梗塞です。

　息が止まったまま死亡ということはあまりいわれることはないようですが、低酸素状態に加え、突然の交感神経緊張による心臓への高負荷状態が続きますと、突然ポックリと心臓が止まることはないとはいえないかもしれません。SASの程度にもよりますが、SASは放置してよいわけではない重大な病気なのです。いびきがSASにつながっていれば、「たかがいびき」ではなく、いびきは睡眠中に自分で自分の首を絞めていることを知らせるアラームと考えるべきです。

(4) SASに対する対処

　睡眠ポリグラフ検査を受ければ無呼吸を含む詳しいSASの状態がわかります。SASの程度が軽ければ日常生活の対処をまず考えます。中等症〜重症であればすぐ治療となります。

Q「日常的な対処としてはどういうことをすればよいのですか？」
A「今日からでもすぐできる改善策は、横向きに寝ることです。枕を片側の背中に当てたり、抱き枕を使ったり工夫して、できるだけ横向き寝の時間を多くすることです」
Q「横向き寝ぐらいで効果がありますか？」

A「ええ。横向き寝になりますと、気道が舌根で塞がれにくくなって、いびきをかく時間も音量も減り、SASの即効的対策になります」

Q「そのほかには？」

A「アルコールを控えることと、何といっても肥満の解消です」

　SASになると、高血圧症をはじめとするメタボ肥満を基点とするもろもろの生活習慣病が助長されます。また、メタボ肥満の人はSASになりやすい、つまり両者は互いに悪影響を及ぼし合う関係にあります。肥満体形の人は、もともと気道が狭くなっているので、症状が出やすいのです。また、アルコールは筋肉のたるみを助長するので、やはり症状が出やすくなります。加齢、肥満、飲酒が三大原因といえるでしょう。加齢による筋肉のたるみはやむを得ない部分があります。一方、肥満と飲酒は本人の努力で改善できる余地があります。

Q「横向き寝ができなかったり、肥満がすぐに改善できない場合は治療ですね？」

A「いびきが症状の目安になります。いびきが改善しなかったり、睡眠ポリグラフ検査で中等症、ないしは重症のSASという結果が出れば治療を受けた方が良いでしょう」

Q「睡眠中に何か口に装着するのですよね？」

A「そうです。いろいろな治療法がありますが、CPAPがもっとも代表的、確実な方法となります」

　CPAP治療とは、寝る前に鼻に特殊なマスクのような装置を着け、睡眠中に持続的に機械で気道に空気を送り込み、無呼吸を防ぐ治療法です。最初はとっつきにくく感じられますが、多くの人はすぐに慣れてくるようです。また、自覚症状をはじめ、生活習慣病の改善に相当の効果があることが確認されています。

健康長寿を目指す知識と知恵 No.1 (1/7)

　現代人の究極の願望である「健康長寿」は、医学界においても抗加齢医学における、最近のはっきりした目標ともなってきました。その背景には、加齢のサイエンスが進み、加齢の仕組みがその神秘のベールを脱ぎ始めたこと、高齢化が急速に進み、高齢者医療費が巨大化してきたことに対する社会・経済的対策の必要性が生じてきたことがあります。私達一人ひとりも、ただ健康長寿を願うだけでなく、それを得るためにどのような知識を持ち、知恵を働かせる必要があるかということが問われることになってきました。

　このコラムは健康長寿を目指して、私達が知っておくこと、実践してゆくことをエッセイ風に解説します。紙面を相当費やすこのエッセイは、連続したページではなく、いくつかの章末の余白ページを利用した、飛び飛びの全7ページでの構成・記載になっていることを了解してください。

〔1〕不老不死と不老長寿

　紀元前の秦の始皇帝は、強力な権力を持ち、望むもののすべてを手にできた絶対的君主であったと思われます。その始皇帝が最後に願ったのは「不老不死」でした。「不老不死」の妙薬を求めて、徐福に大船団を任せ、その探索を命じたことが史書に残っています。徐福は初めから、そのような薬はないとわかっていたのではないでしょうか。ともあれ帰国することなく、生涯を終え、墓は和歌山県の南紀の丘にひっそりと建っています。

　今でこそ、不老不死はあり得ないと誰でも本能的にわかりますし、生物学的にそれが不可能であることがわかっています。人体は60兆個の細胞から成り立っています。この60兆個の細胞の一個一個に寿命があり、そのため個体全体として寿命があるから不死はありえないのです。"不老不死が不可能なら不老長寿とはいわないまでも、できるだけ長生きしたい"、これが次の願望となります。

⇨ P. 82へ続く

B 消化器系の症状

● B-1 胸やけ

胸やけは、みぞおちからのどの方へと広がる、焼けるような不快感で、逆流性食道炎の代表的な症状です。近年、逆流性食道炎では胸やけ以外に多彩な症状がみられますので、逆流性食道炎についての知識をまとめます。

● B-2 胃もたれ

胃もたれは胃のなかに食べ物がいつまでも残っていると感じる状態です。つらいと感じる程度の胃の不調があるのに、胃の検査では異常がない場合が多く、不安を感じます。その不安に答えるのが本項です。

● B-3 おなかの痛み

腹部には多くの臓器があります。そのため、おなかに痛みが出ても内臓のどこに異常があるのかよくわかりません。おなかの痛みにはどのような病気があるかについて、一般的な知識をまとめます。

● B-4 下痢

下痢は原因によって急性の下痢と慢性の下痢に分かれます。急性の下痢は細菌やウイルスの感染が原因となる事が多い一方、慢性の下痢は病原体の感染ではなく、腸自体の病気が主となります。

● B-5 便秘

便秘は"たかが便秘"と思われがちです。しかし、腹部の不快感だけでなく、腹痛などの苦痛を伴うこともあり、QOLを低下させます。そこで慢性便秘をここでまとめています。

● B-6 痔

肛門付近の痛みや出血などが出る病気として、痔はだれでも病名として知っています。でもその具体的な病態は理解されていない場合がほとんどです。そこで本項で、痔の原因と治療・予防をまとめています。

B-1 胸やけ

　胸やけは、みぞおちの上あたりからのどの方へと広がる、焼けるような不快感のことです。おなかで感じる胃の不快な症状の胃もたれとともに、非常によくある消化器症状です。胃もたれはみぞおちより下のおなかで、胸やけはみぞおちより上の方で、おなかというより胸で感じます。胸やけは胃酸が食道に逆流するために出る症状なので、胸で感じることになるのです。胃酸が食道に逆流して、食道を刺激したり傷をつけたりする病気が逆流性食道炎です。食道の傷としては、発赤やびらん（ただれ）、ひどくなると潰瘍が起こります（図B-1）。胸やけは逆流性食道炎の代表的な症状なのです。

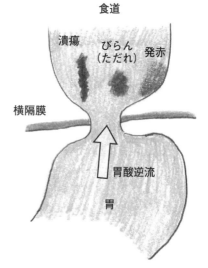

[図B-1] 逆流性食道炎の食道傷害

　近年、胃潰瘍や十二指腸潰瘍が減少している一方、逆流性食道炎は非常に増えてきました。また、逆流性食道炎が増加するとともに、胸やけ以外に多彩な症状がみられるようになりました。ここで胸やけ症状をきっかけにして、逆流性食道炎についての知識を理解していただくことにしましょう。

(1) 胃酸の逆流が食道を傷つける理由

　食べた物は食道を通って胃に入り、胃で消化されます。この時、消化のために胃は大量の胃酸を分泌します。胃に胃酸がたくさん溜まっても、健常な状態では胃酸が食道に逆流することはありません。それは食道と胃の境目には噴門と呼ばれる筋肉（括約筋）があり、これによってきちっと境目が

閉められて逆流しないようになっているからです。

Q「どうして胃酸が噴門から逆流するのかという前に、食道に胃酸が逆流すればなぜ悪いことが起こるのですか？」
A「この質問は、『胃酸が強い酸なら、常時胃酸に曝される胃は胃酸によって傷がつくのではないですか？』という疑問に基づいているのですね？」
Q「そうです。胃酸が食道だけを攻撃の対象とする意味がわかりません」
A「それには次のような明快な答えがあります」

　胃の細胞は必然的に、自らが作る胃酸に曝されます。したがって、同時に粘液を作って、この粘液で自らの粘膜表面をコーティングし、酸による損傷を受けないようにしています。食道は本来なら胃酸に接するはずがないので、胃のように粘液を作って自らを護る術をもっていません。そのため、胃から胃酸が逆流してくると、酸による損傷が起こるのです。

　ところで、胃の壁も時には傷つくことがあります。まず、胃の中に住みついているピロリ菌や鎮痛薬によって、胃の表面（内面）の粘膜細胞が傷つきます。また、ストレスによって胃粘膜細胞を保護する粘液の分泌が低下しますと、胃酸に攻撃されます。胃は胃酸とともにペプシンという消化酵素を作って、食べたものを消化しています。上の3つの状況で胃粘膜が傷つくと、次にペプシンによって食べたものだけでなく、自身の傷ついた粘膜細胞の消化（浸食）が起こるのです。これが胃潰瘍です。

(2) 逆流性食道炎の原因

　逆流性食道炎という病気は昔からあった病気です。しかるに前述のように、最近逆流性食道炎が非常に増えてきました。なぜでしょうか？　それにはそれなりの理由が考えられます。

[表B-1] 逆流性食道炎の原因

①脂肪分の多い食事
②過食や早食い
③食べてすぐ寝ること
④肥満
⑤ストレス

Q「最近逆流性食道炎が増えてきたとのことですが、原因はわかっていますか？ 最近の生活習慣がメタボを増やすことになりましたが、このことと関係ありますか？」

A「ええ、生活習慣の変化に伴って増えてきました。主な原因をP. 43の表B-1に挙げます。とりわけ食生活の変化から起きた生活習慣病という側面が大きいようです」

Q「原因として食生活の変化がまず挙げられるのですね？」

A「そうです。日本人の脂肪摂取量が増えたことがまず第1の原因です。食事で摂る脂肪分は、食事摂取量のうち、30年前頃は10％ぐらいでした。それが今は25〜30％ぐらいに大幅に増えています。この脂肪摂取量の増加が胃酸の食道への逆流をひき起こすのです」

脂肪分の多い食事では、①脂肪を消化するために多量の胃酸が必要になり、胃内に胃酸が多くなります。②脂肪分は胃内での消化に時間がかかります。そのため、食べた物が長時間胃に残り、胃の拡張が進みます。③脂肪分は噴門の括約筋を緩めるホルモンの分泌を促します。このようなことが重なって、脂肪の多い食事では、胃酸を含む胃液と食べ物が食道へ逆流しやすくなるのです。

一口メモ　　　　　ゲップ

　ものを食べる時、誰でも少しは空気を食べ物と一緒に飲み込んでいます。空気は胃の中で上の方に溜まり、多い場合はゲップとして口から吐き出します。ゲップは胃内の過剰な空気を排出する生理的なメカニズムです。この時、噴門の括約筋を少し緩めて空気を食道の方へ抜くのです。

Q「なるほど。脂肪の多い食事では胃酸の逆流が起こりやすい、それなりの理由があるのですね。でも脂肪分だけでなく、たくさん食べるとそれだけでも胃が拡張しますからやはり逆流が起こりやすいのでは？」

A「その通りです。それと早食いもよくありません」

Q「早食いはどうしてよくないのですか？」

A「一般に嚥下時には無意識のうちに若干空気を飲み込んでいます。早食いしますと、食べ物を飲み込む時、飲み込む空気の量が増えます。胃の上の方に空気がたくさん溜まり、ゲップによって過剰の空気を排出します。この時、胃液や食べ物の逆流が起こりやすくなります」

　食生活そのものだけでなく、肥満にも原因があります。最近の肥満の多くはメタボ肥満、つまりおなかが大きく突出するタイプの肥満です。その大きなおなかをベルトで締めて圧迫しがちです。おなか、つまり胃の圧迫により逆流しやすくなります。

　また、食後すぐに横になったり、夕食後すぐに寝ることでも逆流が起こりやすくなります。

(3) 逆流性食道炎の多彩な症状

　逆流性食道炎の症状は、胃から逆流する胃酸によって食道が刺激されることによって出現します。従来から逆流性食道炎といえば、胸やけ、ゲップ、あるいは酸っぱいものか苦いものが上がってくる感じというのが定番でした。これは今でも典型的な症状としてよくみられます。ところが最近の逆流性食道炎の症状はこれらの定型的症状だけでなく、ほかの病気を疑わせるさまざまな、非定型的な症状がみられるようになっています。従来の定型的症状と非定型的症状をP. 46の表B-2に、症状の出る部位をP. 46の図B-2に示します。

Q「逆流性食道炎といえば、胸やけ、ゲップという症状が出る病気と思っていましたが、症状は多彩でそのような単純なものではないのですね」

A「そうです。最近はこの病気の症状の出方が実に多彩になってきました」

Q「それなら消化器内科の先生のほかに、ほかの領域の先生の所へ受診されることもあるのではないですか？」

A「その通りです。循環器内科、呼吸器内科、耳鼻咽喉科へ受診されることも多々あります」

　胸痛が出れば、狭心症のような心臓からの痛みではないか、のどの違和感や声のかすれは咽頭か喉頭のがんではないかと心配になるようです。また、風邪をひいているわけでもないのに、咳や痰が続いたり、喘息様の息づかい音が出たりすると、肺に何か病変が生じたのではないかと気がか

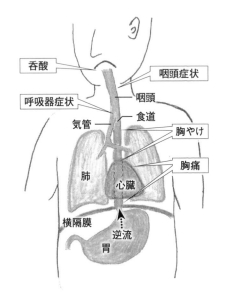

[表B-2]
逆流性食道炎の多彩な症状

A. 従来からみられる典型的症状
　①胸やけ、ゲップ
　②呑酸（口の中が苦く感じる）

B. 咽頭喉頭症状
　①のどの違和感（イガイガ感）
　②声がかすれる

C. 呼吸器症状
　①慢性的な咳や痰が続く
　②喘息様の症状

D. 胸痛
　①胸の真ん中あたりの痛み
　②みぞおちから胸へかけての沁みるような痛み

[図B-2]
逆流性食道炎の症状が出る部位

りになります。でも、それぞれ受診した科で診てもらった後に、その科の病気ではないことがわかり、逆流性食道炎の可能性が高いとして結局消化器内科へ回されて落ち着くことになります。

(4) 逆流性食道炎の診断と治療

　症状は多彩であっても、胃液が食道へ逆流する結果、胃液に含まれる胃酸で食道が刺激されたり、傷がつくことが原因です。これを明らかにするためには内視鏡検査が必要です。バリウム検査ではよくわかりません。

Q「内視鏡検査をすれば食道の傷がわかるのですね？」
A「ええ。よくみられる食道の傷としては、食道の下部で胃との境界あたりに、発赤した食道のびらんや潰瘍が検出されます（P.42の図B-1）」
Q「検査も内視鏡でと決まっているようですし、診断も容易そうですね」
A「ところがそうでもないことがあるのです」
Q「そうでもないこととは？」
A「実は、胸やけが強く、みぞおちあたりから上方の胸にかけて痛く、典型的な逆流性食道炎と思われるのに、内視鏡検査で食道粘膜にほとんど変化がない人が少なからずいるのです」

　内視鏡検査で食道にびらん、または潰瘍所見が認められれば、逆流性食道炎と容易に診断がつきます。一方、同じように強い胸やけ症状があるのに内視鏡検査で食道病変が認められないケースがあるのです。この場合は、非びらん性胃食道逆流症として一応は区別されます。実際に食道病変のあるケースと、びらんすらないケースの両者をまとめて胃食道逆流症といいます。でもこのような細かいことはどうでもよいでしょう。要は胸やけなどの症状があっても食道病変があるケースと、目立った食道病変がないケースがあるということです。胃液の逆流は両ケースにともに起こっていると考えられています。

Q「治療はどうするのですか？」

A「ええ。まず胃酸分泌を抑制する薬（製薬メーカー数社から販売され、PPIと略語で総称される薬）を使います」

Q「PPIでつらい胸やけなどの症状は改善しますか？」

A「PPIは食道病変のある逆流性食道炎に非常に効果があります。一方、食道病変のない"非びらん性胃食道逆流症"の人には効果のないことがしばしばあります」

Q「PPIが効かない場合は、ほかに方法がありますか？」

A「PPIが効かない"非びらん性胃食道逆流症"はストレスや生活習慣の乱れの関与の程度が大きいと考えられています。この場合は生活習慣の改善と、抗不安薬や漢方薬で症状を軽減させることができる場合があります」

　非びらん性胃食道逆流症の人は、食道病変のある人に比べて、胃酸の分泌も胃酸の逆流も少ないと考えられます。それでも症状があるのは、少しの逆流を敏感に不快に感じやすいからであると思われます。

(5) 日常注意すること

　予防や症状改善のために、日常から注意する点は、表B-1（P. 43）の逆流性食道炎の原因の裏返しになります。脂肪分の多い食事を減らす、腹一杯食べない、早食いしない、食後すぐに横にならないことが食事関連の注意点です。また、前かがみの姿勢や、ベルトでおなかを締めつけることも逆流を起こしやすくしますので、できるだけ避けましょう。

　最も重要であり、最も難しいことは肥満の解消です。生活習慣の乱れを正すこと、ストレスの上手な対処法も重要です。

　食生活の注意や肥満・生活習慣の乱れを是正することはそれなりの対処法ですので、この点について真剣に取り組まれることが大切です。

B-2 胃もたれ

　胃もたれは胸やけとともに、非常にありふれた消化器症状ですが、両者は原因が大きく異なります。胸やけは胃酸が食道へ逆流することが原因ですが、ほかのいろいろな症状とともに胸で起こります。一方、胃もたれは胃のなかに食べ物がいつまでも残っていると感じる状態です。胸ではなく胃のあたりの鈍い痛み、または重い感じとともに、胃の不調として訴えられます。つらいと感じる程度の胃の不調（胃もたれと胃痛）が続きますと、心配のため胃の検査を受けられますが、検査をしても胃にはその原因となる異常がない場合が多いのです。検査で異常がなければホッとする反面、症状がなくなるわけではないので、「私の胃はどうなっているのだろうか？　本当に心配ないのだろうか？」と不安になるのが一般的です。

　検査で胃に異常がないのに、なぜ胃の不調が続くのでしょうか？　近年になり、胃にがんや潰瘍はもとより、内視鏡で問題となる病変がないにもかかわらず、胃もたれや胃痛が続く、この複雑な状態は、胃の運動機能に問題があることがわかってきました。胃の運動機能の異常、または機能失調のような病気であることより、機能性ディスペプシアという病名がつけられています。ディスペプシアに対する適当な日本語訳が見当たらず、また、ピンとこない病名です。そこでこの病気をやさしく説明したいと思います。

(1) 異常がないのに続く胃の不調（機能性ディスペプシア）の症状

　問題となるような胃の病変が内視鏡検査でみつからないのに何カ月も続く胃の不調の症状には、胃もたれ以外に表B-3のような症状があります。

[表B-3] 機能性ディスペプシアの胃の症状

①つらいと感じる食後の胃もたれ感

②食事を始めてすぐに感じる膨満感

③みぞおちあたりの鈍い痛みや重い感じ

④みぞおちあたりの灼熱感

Q「いろいろな症状が出るようですが、まずは①胃もたれですね？」

A「ええ、最もよくある症状で、食べたあと食べ物がいつまでも胃の中に停滞しているような不快感です」

Q「②の膨満感は食べたあとではなく、食べ始めてすぐに感じるのですか？」

A「そうです。食後すぐに、まだ充分食べていないのに食べ物で胃がいっぱいになるように感じて、それ以上食べられなくなる膨満感です」

Q「③と④はみぞおちあたりの痛み、または熱っぽい感じですか？」

A「そうです。③は食後のみぞおちあたりの鈍い痛み、または重い不快感です。④の灼熱感は熱感を伴う不快感です」

Q「灼熱感は胸やけとは違うのですね？」

A「焼ける感じは似ていますので、患者さんはおなかをさすりながら、"このあたりで胸やけを感じます"と言います。でも胸やけは逆流性食道炎の症状で、おなかではなくみぞおちよりもっと上方の胸のあたりで感じるものです。胃の不快症状の焼ける、または熱っぽい感じはみぞおちで感じますので、原因は違っています。でもこれは医師が見分けてあげるべきことです」

胃に病変がなくてもいろいろな胃の不調症状が現われ、何カ月も、何年も続きます。胃の検査では何の異常もないので、「気のせい」と言われたり、簡単な胃腸薬を投薬されてすまされると、患者さんは疑心暗鬼になることがしばしば起こります。決して「気のせい」ではないのです。

(2) 胃の不調（機能性ディスペプシア）が起こる原因

胃に何ら悪い所がないのに、どうして長きにわたり胃の不快症状が続くのでしょうか？ 胃の不調の原因は、胃

[表B-4] 機能性ディスペプシア（胃の不調）症状の原因

① 胃の運動機能の異常

② 胃・十二指腸の知覚過敏

③ 胃酸分泌の亢進

④ 生活習慣

⑤ ストレス

の運動機能の失調を含め、さまざまなこと（表B-4）が考えられます。

その前に胃の運動機能を図B-3で説明します。食事をしますと、食べ物が胃に入ってきます。それが刺激となり、胃は拡張します（図B-3②）。食べ物の消化が進みますと、胃の蠕動運動で、消化された食べ物が十二指腸の方へ排出されます（図B-3③）。

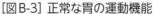

[図B-3] 正常な胃の運動機能

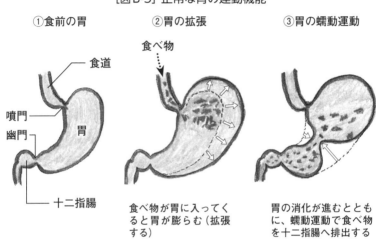

Q「まず胃の運動機能の異常ですが、胃の動きが悪いということですか？」

A「そうです。消化機能に支障を来す胃の動きの悪さには2通りあります。まず1つ目は食べたものを十二指腸の方へ送る、つまり胃から食べ物を排出する作用（図B-3③）の低下によるものです」

Q「なるほど。だからいつまでも食べ物が胃の中にとどまっている感じ、つまり胃もたれを感じて不快になるのですね。ところでもう1つは？」

A「食事をすると胃は膨らむ（図B-3②）のですが、この膨らむという胃の機能が悪いと、食事を始めて食べ物が入ってきてすぐに胃は"腹一杯"感を感じ、食べられなくなるのです。これが食事開始後、早期にみられる膨満感です。これら2つは、食べ物を送り出す胃の蠕動運動と、膨らむための胃の拡張

運動の機能失調です」

Q「胃もたれと、食後早期の膨満感はわかりました。残りの2つのみぞおちあたりの鈍い痛みと灼熱感はどうして起こるのですか？」

A「充分よくわかっていませんが、食べ物が胃に入ってきた時、胃酸の分泌が過剰に起こること、その胃酸や食べ物（とくに脂肪分）に対して、胃が知覚過敏になっているため、胃痛や灼熱感が起こると考えられています」

Q「それぞれの説明は何となくわかりますが、でも胃の運動機能が悪かったり、知覚過敏になったりする元々の原因はどうなのですか？　そこが本当の原因のように思いますが……」

A「その通りです。そこが充分解明されていないので、この病気、つまり機能性ディスペプシアの原因はまだよくわかっていないことになるのです」

　現在、機能性ディスペプシアの真の原因は、多種多様な因子が複雑に関係していると考えられています。まず、体質、つまり遺伝的な素因が挙げられ、どのような遺伝子を持っていれば発症しやすいかということがわかりつつあります。これに加え、幼少期の心理社会的経験（つらい幼少期を経験したというような問題）、生活習慣、ストレスなどが絡み合うようです。生活習慣は主に食生活（脂肪分が多い食事）と睡眠不足でわかりやすいですが、子供の頃の心理社会的経験などまで関係するとなれば、この病気の原因の奥深さは計り知れません。

(3) 胃の不調（機能性ディスペプシア）の対処

　原因が充分わかっていないとはいえ、この病気の胃の不調症状を改善するには、いくつかの治療薬と日常生活の対処法があります。

Q「治療薬はいくつかあるのですか？」

A「まずピロリ菌の有無をチェックして、ピロリ菌が胃に感染している場合は除菌が勧められます。また、胃酸の分泌を抑える薬で過剰な胃酸の分泌

をコントロールすることで、症状が緩和されることがあります」
Q「本来この病気は胃の運動機能が悪いことによるものでしたね。それに対する薬はないのですか？」
A「ええ、胃の運動機能の失調を改善する薬が最近日本で作られ、胃もたれや早期の膨満感を改善できるという効果が認められつつあります」

　そのほか、ある種の漢方薬と抗不安薬の処方が有効な人もいるようです。漢方薬はいろいろな薬効成分を含んでおり、消化管運動の改善や消化管知覚過敏の抑制に働くことがあるものと考えられます。また、この病気にはストレスも関与しているため、ストレスが病気の大きな要因となっている人には抗不安薬が効くことがあることもうなずけます。

Q「生活習慣とストレスの対処も、症状の改善に効果がありますか？」
A「ストレスや睡眠不足は、胃の蠕動運動を抑制したり、消化管の知覚過敏をひき起こす可能性があります。その対処は少しは有効に働くでしょう」
Q「食生活も重要ですか？」
A「ええ。胃に負担をかけない食生活も予防になるでしょう。腹八分目の食事にすること、この病気の場合はとくに、脂肪分を控えることでしょう」
Q「脂肪分の多い食事ですと、どう悪く作用しますか？」
A「一般に高脂肪食は胃での消化に時間がかかります。したがって脂肪過多になる食事を避けることが賢明でしょう。脂肪分の多い食品としては肉などの副食だけでなく、チョコレートやケーキ、アイスクリームなどの間食も含まれることをお忘れなく！」

B-3　おなかの痛み

　胸の痛みにしろ、おなかの痛みにしろ、内臓の痛みはどこに異常があるためなのかは、内部が見えないのでよくわからず、そのため痛みの苦痛とともに不安が生じます。腹部には多くの臓器があるので、おなかの痛みが出ている臓器を特定し、病気の診断をすることはかなり困難です。

　P. 55の図B-4Ⓐに示すように、腹部には食道から続く胃、その先に十二指腸、小腸、大腸の消化管、肝臓と胆のう、膵臓（胃の後ろ）、腎臓と尿管（腹部の背中側）、下腹部には膀胱、子宮、卵巣があります。各臓器から痛みが出ますが、各臓器はほかの臓器と接近していたり、上下に重なっていたりして、痛む部位の情報のみでは、臓器の特定も病気の診断も困難です。

　本項ではおなかの痛みにはどのような病気があるかということについて、一般の人が知っておいて役立つ知識を述べてゆきます。原因となる病気を、痛みの部位から大まかに推定することは可能です。そこで本項では、「上腹部の痛み」、「下腹部の痛み」というように部位別に分けて解説します（なお、本項は多数の臓器と病気が関係するので、難しいかもしれません）。

(1) 腹痛の部位と現れ方

　おなかの痛みを来す病気は多種多様です。迅速、かつ正しい診断のためには、腹痛の部位と、腹痛がどのように現れ、時間経過とともにどう変化してきたか等、腹痛に関する情報を正確に伝えることが大切です。

Q「腹痛部位に、痛みの原因となる病変があるといえるのですか？」

A「腹痛の部位から病気を推定してゆきますが、必ずしも腹痛部位に病変があるとはいえません」

Q「『必ずしもそうともいえない』ということは、原因となる臓器とは違う部位に痛みが出たり、痛みの部位が変化したりすることもあるのですか？」

[図B-4] おなかの臓器

Ⓐ 全体

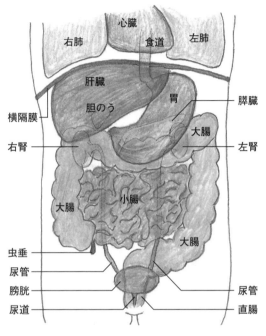

Ⓑ 食道と胃

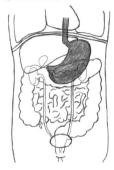

Ⓒ 大腸

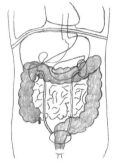

Ⓔ 胸郭とみぞおち

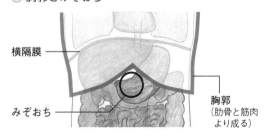

Ⓓ 膵臓、腎臓、尿管

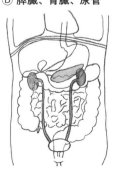

Ⓐは全臓器を重ねた図（上腹はP.63の図も参照）
Ⓑ～Ⓓはそれぞれの臓器のみを示す
Ⓔは胸郭とみぞおちの位置を示す

B 消化器系の症状

🅰「ええ、そうです。例えば、急性虫垂炎の場合は、初期には虫垂とは遠く離れたみぞおちあたりに痛みを感じ、徐々に右下腹部の1箇所(虫垂の部位)に限局してくることがあります。また、尿管結石の場合も、石は腎臓でできて膀胱まで移動するのですから、痛みの部位が移動します」

　腹痛の現れ方の情報も重要です。以前から時々感じていたか、急に感じるようになったかなどの違いです。また、おなかの痛みの場合は、食事や排便などとの関係についての情報も重要です。例えば、胆石発作は油ものを大量に摂取した2時間位後に出たり、暴飲暴食後に急性膵炎が発症したりするからです。

(2) 腹部の各臓器の位置

　お腹の痛みの原因となる病気を知る前に、おなかにはどのような臓器がどの位置にあるのか、どのような役割をしているのかを知っておく必要があります。P. 55の図B-4Ⓐのイラストで腹部の全臓器の位置を示します。胸部と腹部は横隔膜という板状の筋肉で分けられ、横隔膜の下が腹部です。

🆀「腹部でもとくに上腹部にはいろいろな臓器があって、かなり複雑ですね？」
🅰「臍より上の上腹部には多くの消化器としての臓器が存在します。胃、小腸、大腸よりなる消化管と、肝臓、胆のう、膵臓です」
🆀「膵臓はかなり奥まったところにあるのですね？」
🅰「ええ。膵臓は胃の背中側で、腹部でも奥の院に存在します。また、胆のうは肝臓の後ろです。イラストには腎臓と尿管も描かれていますが、腎臓は腸の後面に位置します。腹部というよりも、背中側になります」

　胸部は肋骨と肋間筋肉で形成される胸郭という、カゴのような構造物 (P. 55の図B-4Ⓔ) で護られています。この胸郭は胸部の下縁の横隔膜を超え肝臓の下縁まであり、肝臓をすっぽり包み込むようにして肝臓も護ってい

ます。胸郭中央の下縁より下が、いわゆるみぞおちです。したがってみぞおちは横隔膜よりもっと下の方になります。

Q「みぞおちには胃だけがあるのではないのですね？ とすると、みぞおちが痛い場合は、胃痛と決めつけられないことになりますね」

A「ええ。みぞおちあたりには、胃（図B-4Ⓑ）、大腸（図B-4Ⓒ）、その奥に膵臓（図B-4Ⓓ）が重なって存在します。みぞおちあたりが痛い場合、胃、大腸、膵臓のいずれからの痛みなのかを考える必要があります」

Q「肋骨下縁の右側も複雑そうですね」

A「そうです。ここには十二指腸、大腸、胆のうというおなかの痛みを発しやすい臓器が重なっており、複雑です。複雑すぎて十二指腸は描ききれませんので、本項末のコラム（P. 63）に描いてあります」

　下腹部には、膀胱（図B-4Ⓐ）と生殖臓器が存在します。男性は膀胱の真下に前立腺（P. 243の図I-1参照）が、女性では膀胱の背部に子宮、その両側に卵巣が存在します。

(3) 上腹の痛みの原因となる病気

　上腹の中央、右側、または左側に痛みが出る、よくある病気をP. 58の表B-5の前半に挙げ、個々の病気がどのような病気かを知っていただく程度にまとめてゆきます。逆流性食道炎の症状はP. 45で述べていますので、上腹中央部、いわゆるみぞおちあたりに痛みの出る胃の病気から説明を始めます。

❶ 胃と十二指腸の病気

Q「まず、急性胃炎と慢性胃炎ですね。両者は原因などが違うのですか？」

A「ええ、原因が少し違います。原因についてはP. 59の一口メモを参照してください。そこで述べるさまざまな原因によって胃の粘膜が荒れるために、

痛みや吐き気などの不快症状が出ます。痛みはみぞおち中心に上腹部の痛みで、鈍い重い感じから、キュッとかなり強い痛みまで程度はさまざまです」

Q「胃潰瘍と十二指腸潰瘍も上腹部に痛みが出る代表的な病気ですね？」

A「胃潰瘍では中央部、十二指腸潰瘍では右寄りの上腹に痛みが出ます。急性胃炎の場合は、粘膜が傷ついたりただれたりする程度で、数日で改善します。一方、潰瘍は傷が粘膜面より深く、胃の壁がえぐられている状態です（胃潰瘍の原因はP. 43を参照してください）。治るのには傷の大きさや深さにもよりますが、1～2カ月の日数を要します」

Q「症状は急性胃炎より強いのですか？」

A「潰瘍もいろいろです。急に胃や十二指腸に潰瘍ができて壁がえぐられた場合は、突然強い痛みが起こり、続きます。ところが、慢性胃炎がベースにあってジワジワ潰瘍が生じた場合は痛みがないことが多々あります。無症状で、定期健診で潰瘍が指摘されることも珍しくありません」

[表B-5] 腹部の痛みの原因となる病気一覧

部 位	臓 器	起こりうる病気
中央上腹部	食道	逆流性食道炎 (P. 42)
	胃	急性胃炎・慢性胃炎・胃潰瘍 (P. 43)
右上腹部	十二指腸	十二指腸潰瘍
	胆のう	胆石症*・胆のう炎*
左上腹部	膵臓	急性膵炎*・慢性膵炎*
腰背部	腎臓	腎臓結石*・水腎症・腎盂腎炎
中～下腹部	大腸	虫垂炎*（右下腹部）・潰瘍性大腸炎 大腸憩室炎・過敏性腸症候群
	尿管	尿管結石*
下腹部	膀胱	膀胱炎
	子宮・卵巣	子宮筋腫・卵巣腫瘍等
腹部全体	腸、腹膜	感染性胃腸炎*・過敏性腸症候群 腸閉塞*・急性腹膜炎*

＊緊急を要する、またはできるだけ早く受診すべき疾患

> 一口メモ
急性胃炎と慢性胃炎の原因

急性胃炎
原因としては、一時的な食べ過ぎ、飲み過ぎ、ストレス、食中毒(細菌の感染)、ウイルス性胃腸炎(ウイルス感染)、抗炎症剤等の薬の服用が挙げられる。摂生、安静、適切な治療で数日で改善する

慢性胃炎
ピロリ菌の感染が原因のことが多い。ピロリ菌が、慢性的に胃の粘膜を荒らし、炎症が続く。ピロリ菌感染は胃・十二指腸潰瘍や胃がんの原因となる。除菌により潰瘍の発生は激減し、胃がんの発症が抑制される。また、慢性胃炎の不快症状が消失する

次は胆のうと膵臓の病気です。一般の人は胃はどのあたりにあって、なにをしているかはわかっておられる一方、胆のうと膵臓の位置と働きはよくわかっておられないようです。でも胆石という病名は認知度が高いし、また、膵臓がんは怖いらしいというように病名はよく知っておられます。そこで胆のうと膵臓の位置と働きをコラム(P. 63)にまとめてあります。

❺ 胆のうの病気

Q「胆石症(P.64の図参照)では右寄りの上腹部に痛みが出るのですね?」

A「胆のうに石ができても、石が胆のうに収まっている間は無症状です。胆のう内の石が流れ出し、胆管に詰まった時、または胆管に石ができて胆管を詰まらせた時に痛みが出ます」

Q「どのような痛みですか?」

A「何の前触れもなく、右上腹部(右あばら骨の下あたり)に疝痛(せんつう)発作という突然の激しい痛みが起こります。痛みは右肩から背中にひびく

のが特徴で、冷や汗、寒気、震え、吐き気を伴います」
Q「何の前触れもなくとのことですが、誘引となることもないのですか？」
A「油物をたくさん食べた数時間後に出現することが多いようです。このような場合は救急受診することになります」

　胆石症でも、胆のう内に石が留まっている限り、一生無症状で過ごします。また、疝痛発作のような激しい腹痛がなく、脂っこい物を食べた後に上腹部痛や吐き気を慢性的に感じることもあります。このような慢性症状では、胆のうからの症状とはわからず、自分では胃の調子が悪いという感じ方をします。しかし長く続くので心配になって医者にかかり、超音波検査で胆のう結石が発見されることがあります。

　胆のう結石とは異なり、総胆管結石症（総胆管はP.63の図参照）では胆管に石が詰まって胆汁が流れなくなります。強い上腹部痛に加え、高熱と黄疸が出て、緊急治療が必要となります。急激に症状が進行し、ショックに陥ることもあり油断できません。したがって、総胆管結石は見つかり次第、結石除去処置が必要となります。

Q「胆のうの病気で胆のう炎でも痛みが出るのですか？」
A「ええ、右寄りの上腹部に重苦しい痛みが出て、発熱を伴います。胆のう炎もすぐ受診する必要があります」

❸ 膵臓の病気
Q「膵臓の位置からすると、膵炎では左側の上腹に痛みが出るのですね？」
A「よくある慢性膵炎では、何らかの症状がある場合と無い場合があります。みぞおち、または、その少し左寄りの上腹部に、時にはその背中側に比較的鈍い痛みを訴えられた場合に、医者は一応慢性膵炎を疑います」
Q「何か誘引となることはありますか？」
A「とくにアルコールを飲んだあと、油物を食べたあとに痛みが出るようになり、

それが反復するようなら、慢性膵炎が原因の可能性があります」

　しかし慢性膵炎の場合の症状では、ほとんどの人が、胃の調子が悪いと軽く感じがちです。難しいところです。一方、急性膵炎では激しい症状が出ます。2つのケースがあります。まず、長年慢性膵炎を患っているうちに、ある時急に激しい腹痛を来す、つまり急性増悪した場合と、慢性膵炎を経ずにいきなり激しい腹痛で始まる急性膵炎の場合があります。普通の胃痛ではない激しい上腹部（左寄り）の痛みが急に起こりますので、この場合は、すぐにその疑いを持つことになります。激しい急性膵炎はショック状態を来し、死に至ることのある恐ろしい病気です。膵炎については、コラム（P. 64）も参照してください。

(4) 腰背部の痛みの原因となる病気

　腰背部（腹でなく背部で、背中と腰の中間あたり）で痛みの原因となる最もありふれた病気は尿路結石症です。尿管結石では七転八倒する激しい痛みが出ることは多くの人が知っているようですが、尿路結石、尿管結石、腎臓結石の違いはよくわかっておられないようです。

Q「その3つはどのように違うのですか？」
A「尿路とは、腎臓から尿管、さらに膀胱まで尿の流れる道のことです。この尿路にできた石が尿路結石です」
Q「尿管結石は尿管に石ができるのですか？」
A「尿管結石の石は腎臓で腎臓結石として生じ、これが尿管に流れ込んで尿管結石ということになります」
Q「痛みは石が生じた時から出るのですか？」
A「腎臓に石ができても痛みは出ないことがほとんどです。腎臓内で石が移動する際は、左右どちらかの腰背部（背中と腰の境あたり）で鈍痛が出ます。石が尿管に入れば尿管結石としての強い痛みが出ます。その痛みは背部

から上腹部、さらに中腹部へと移動します」

　尿管結石は激しい痛みが出るのが普通ですが、時には尿管に石が詰まって痛みが出ないことがあります。尿管が詰まると、尿が流れず、詰まった側の腎臓が水膨れ（水腎症）になり、腰背部に鈍い痛みが出ます。また、尿路感染で細菌が膀胱よりさらに上に昇ってきて腎臓までくると、腎盂腎炎となり腰背部の重い痛みと発熱を来すことになります（P. 241）。

(5) 中〜下腹部、または腹部全体の痛みの原因となる病気

　中〜下腹部に出る痛みは主に大腸の病気が原因であることが多いようです。虫垂炎は、大腸の盲腸部の一部にある虫垂（P. 55の図B-4Ⓐ）に細菌が侵入して炎症が起こる病気です。昔は「盲腸を切った」と、虫垂のことを盲腸といいましたが、正しくは虫垂です。最初はお臍の周囲に痛みが出ますが、徐々に痛みは虫垂の部位、つまり右下腹に限局してきます。放置して虫垂が破裂しますと腹膜炎になりますので、虫垂炎は要注意です。

Q「ほかにもいろいろ大腸の病気があるのですね？」

A「ええ、小腸に比し、大腸にはP. 58の表B-5に載せてある、いわゆる"よくある3つの病気"があります。個々の病気の解説はここではしませんが、痛みが出る部位は決まってなく、左、右、上部、下部のどこかに出ます。また、感染性胃腸炎（P. 65）では、腹部全体に痛みが出ます」

Q「下腹部は婦人科系の病気が多いことになりますね？」

A「ええ。女性の下腹部痛は大腸の病気か、婦人科系の病気か、診断が悩ましいことが多々あります。女性の下腹部痛は子宮や卵巣の悪性腫瘍が原因となることがありますので、内科、婦人科両方での検討が望まれます」

　以上、おなかの痛みの出る病気を概説しました。病気が多いため、個々の病気の対処など、充分に説明できないことを了解してください。

コラム
上腹部内臓についての、知っていて役立つ知識

P. 55の図B-4Ⓐとともに、下のイラストで、肝臓、胆のうと胆管、膵臓の位置を、胃や十二指腸との関係で理解してください。

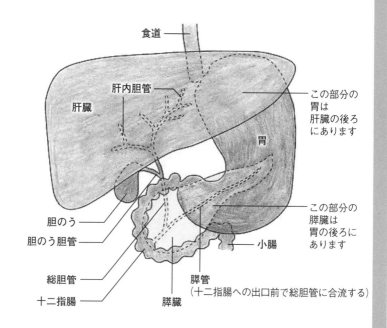

A. 胆のうの位置と働き

胆のうは肝臓の下面にくっついているので、右の一番下のあばら骨の奥の方に位置します。腸での脂肪の消化吸収に必要な胆汁は、肝臓で作られます。胆汁を流す道である胆管（肝内胆管）は、肝臓内に無数に張り巡らされていますが、最終的には肝臓の外で総胆管として1本にまとまり、十二指腸につながっています。胆汁は肝臓から十二指腸にいきなり流れ出るのではなく、いったん胆管の途中にある胆のうに入り、ここで濃縮、貯蔵されます。食べたものが十二指腸に入ってくると、それが刺激になって胆のう

B 消化器系の症状

が収縮し、濃縮された胆汁が総胆管を通って十二指腸に送り出されるのです。つまり胆のうは、肝臓で作られる胆汁の濃縮、貯蔵の役目を担う袋なのです。

B. 胆石のできる部位

胆石は胆のうだけでなく胆管にもできます。胆のうにできる石が胆のう結石、胆管にできる石が胆管結石で、これらをまとめて胆石症といいます。一口に胆石症といっても無症状の胆のう結石から、重大な結果に至る胆管結石まで、いろいろあります。

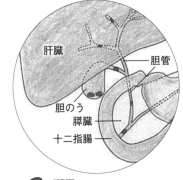

● が胆石
胆石は胆のう以外にもさまざまな部位の胆管にできます

C. 膵臓の位置と働き

膵臓は胃や腸の後（背中側）、つまり上腹部内臓の一番奥まったところに位置します（P. 55の図B-4ⒶとⒹ参照）。膵臓の働きは、①食物を腸で消化するのに必要な、アミラーゼ等の消化酵素を作ること、②体のすべての細胞のエネルギー源となるブドウ糖を細胞の中に摂り込ませ、それを利用させるインスリンというホルモンを作ることです。

膵臓で作られる消化酵素は膵液として膵臓の中に蓄えられています。膵臓内では酵素の働きが出ないような不活性型になっており、食物が胃から十二指腸にきた時、それが刺激となって膵液が膵管を通って十二指腸に流れ出ます。十二指腸で食物と混ざり合った時、消化酵素は初めて活性化し、糖、脂肪、蛋白質を分解消化するという、うまい仕組みになっています。ところが何らかの状況で膵液の流れが悪く、膵管内に滞ると、膵管内で消化酵素が活性化し、膵管の壁を消化し始めることになります。つまり、自分を消化するので、膵臓の組織が壊れてゆきます。これが膵炎（急性膵炎、または慢性膵炎）です。

B-4 下痢

下痢は腹痛と並んで最も頻繁に見られる消化器症状です。下痢の原因はさまざまですが、ほとんどの場合、程度の差はあれ腹痛を伴います。

下痢は原因によって急性の下痢と慢性の下痢に分かれます。急性の下痢は細菌やウイルスの感染が原因となることが多い一方、慢性の下痢は病原体の感染ではなく、腸自体の病気が主となります。それぞれにつき、日常生活で役立つ、下痢をひき起こす身近な病気の知識をまとめます。

(1) 急性の下痢

急性の下痢のほとんどは、食中毒（感染性胃腸炎）のように、突然起こって短期間に治まってゆくものです。急性の下痢の原因を表B-6にまとめます。

[表B-6] 急性下痢の原因

①細菌の感染による

②ウイルスの感染による

③食事性：暴飲暴食、アルコール多飲、刺激物の多量摂取

④冷飲料の過剰摂取

⑤ストレスによる腸蠕動の亢進

Q「食中毒と感染性胃腸炎は同じことですか？」

A「ええ、細かいことはさておき、大体同じと考えてください。食品や飲料水に混入している細菌やウイルスによる感染性胃腸炎が食中毒です」

Q「原因となる病原体には、いろいろな細菌やウイルスがあるのですか？」

A「そうです。代表的な細菌とウイルスをP. 66の表B-7に示します。また、それぞれの細菌やウイルスはどのような食品に紛れ込んでいるかも知っておくべきです」

表B-6①と②の感染性胃腸炎による急性の下痢は、発熱、腹痛、吐き気、嘔吐を伴います。一方、③～⑤の原因による下痢では、発熱はなく、程度も軽く、飲食の摂生と精神的安静によって速やかに回復します。

ウイルス性胃腸炎のなかではノロウイルスは症状が非常に強く、乳幼児や高齢者では嘔吐と下痢による脱水症対策を考えねばなりません。これに対し、日常生活で最も多いウイルス性胃腸炎は、いろいろなウイルス（風邪様ウイルス）によって起こる胃腸炎です。風邪症状はほとんどなく消化器症

[表B-7] 感染性胃腸炎をひき起こす主な病原体と感染経路

サルモネラ菌	近年、食中毒のトップを占める原因菌です。鶏卵の生食による感染が疑われています。卵を加熱して調理すると殺菌できます
腸炎ビブリオ	海水中に生息しているので、魚介類を介して感染します。海産物の生食による夏場の発生が多いようです。鮮度の低い魚介類は必ず加熱しましょう
カンピロバクター菌	最近は、この菌による食中毒が増えています。やはり、食品の中まで、しっかり火を通すことが大切です
腸管出血性大腸菌（O-157とO-111）	大腸菌は多種類ありますが、1996年にO-157、2011年にO-111として一躍有名になった病原性大腸菌です。生の牛肉（加熱が不十分）、生野菜を水でよく洗わずに食べることなどが原因と考えられます
黄色ブドウ球菌	人間にも動物にも常在して生息しています。指をケガして、そこが化膿した場合に、そこでこの菌が増えます。その人が料理した時、指の傷から食品に菌が混入し、感染が起こります
ノロウイルス	食品としてはカキなどの二枚貝が感染源となります。ただし、二枚貝を食べていなくとも、感染した人から、ヒトーヒト感染を起こすことから、最も注意を要する感染性胃腸炎です（P. 69の一口メモ参照）

状（下痢や腹痛、食欲低下など）が中心で、胃腸風邪みたいなものです。この胃腸炎の程度はノロウイルス胃腸炎に比べてかなり軽く経過します。

(2) 急性の下痢の対処

「昨夜夕食で食べたものがいけなかったのか、夕食後2時間くらいしてから腹痛、嘔吐、下痢が起こってきました」というような訴えで受診される場合、何らかの細菌による感染性胃腸炎が疑われます。このようなケースでは抗菌薬の使用を考えます。細菌性胃腸炎以外の下痢や腹痛は、抗菌薬の対象になりません。特別なケースでの対処と、すべてに共通する対処を表B-8にまとめます。

[表B-8] 急性下痢の対処

A. 個別的対処
 ①細菌性胃腸炎にのみ抗菌薬
 ②O-157大腸菌感染では入院考慮
 ③ノロウイルスの
  ヒトからヒト感染予防対策

B. すべてに共通する一般的対処
 ①胃腸を休ませる
 ②水とミネラルの補給
 ③下痢止めは安易に使用しない
 ④整腸剤、乳酸菌製剤の処方

Q「ノロウイルスには抗菌薬は効かないので処方しないのですね？」

A「そうです。ノロウイルスにも頻度の高い胃腸風邪様ウイルスにも処方されません。ノロウイルスでは、生ガキなどによる食中毒感染以外に、ヒトからヒトに感染するルートがあります。ノロウイルスによる特殊なことです。予防法で述べます」

Q「O-157大腸菌感染では症状が強いのですか？」

A「そうです。単なる下痢ではなく出血性下痢であったり、腎機能障害が起こることがあります。入院を考慮した病院での治療が必要です」

症状が重くない感染性胃腸炎は、表B-8の一般的対処で良いでしょう。まず大切なことは、①感染で障害を受けて疲れている胃腸を休ませてあげ

ることです。一般の人はこの点がよくわかっておられない人が多いようです。

Q「下痢している時は食事はしない方が良いのですか？ 下痢してしんどいのに食べなかったらもっとしんどくなると思って食べていましたが……」

A「下痢している時は空腹感がないことが普通です。何とか食べられると思って食べても、胃腸が弱っているため栄養分が消化吸収されず、その分だけ下痢が多くなって元気にはなりません。表B-8のBの①弱っている胃腸を休ませてあげることがまずもって大切なことです」

Q「絶食がよいのですか？」

A「空腹感が強くない間は、その方が良いでしょう。空腹感が出てきたら、おかゆや野菜スープなどで食事を軽く再開するのが賢明です。ただし、食事をしない間は水分をこまめに摂らねばなりません。これが重要です」

Q「食事をせずに、②水分だけを補充していくことが必要なのですね？」

A「その通りです。単なる水でなく、下痢で水分とともに失われるミネラルも一緒に、スポーツドリンクなどで補充することです。スポーツドリンクは水で半分に薄めるぐらいの濃度が飲みやすいと思います。冷たい状態で一気にたくさん飲むのではなく、常温近い温度にしてチビチビ飲むのが無難です」

Q「③下痢止めは使わない方が良いのですね？」

A「そうです。細菌やウイルスは下痢で流し去る方が良いからです。下痢止めでなく、④の整腸剤と乳酸菌製剤で充分でしょう」

　特殊な病原菌によるもの以外の感染性胃腸炎の下痢は、①〜④の一般的対処で軽快してゆきます。脱水が強い人や、嘔気が強くて水分摂取が困難な場合は、点滴が良いでしょう。早い回復が期待できます。

　感染性胃腸炎ではなく、表B-6の食事性やストレス性の急性下痢の対処は、その原因の解除ということで充分でしょう。

(3) 感染性胃腸炎の予防

 予防についてのいくつかの注意点があります。まず、表B-7の感染性胃腸炎をひき起こす細菌やウイルスに汚染された食品を避けることです。でも汚染されているかどうかは見た目にわかりません。ほとんどの病原体は熱に弱いのです。ですから食品を充分に加熱することで防げます。肉や卵、カキなどの生食や、加熱不足の状態でのこれら食品は避けるべきです。生野菜は流水で充分洗浄しましょう。次に、調理の際は、充分手洗いをすること、調理器具を清潔に保つことも大切です。なお、ノロウイルスは汚染された食品からの食中毒感染だけでなく、特殊な感染経路があります。

Q「ノロウイルスの特殊な感染経路とは？」

A「ノロウイルスは、すべてヒトの口から感染しますが、単にウイルスに汚染されたものを食べることだけが原因となるのでなく、下の一口メモにもあるように、3つの感染様式があります」

Q「なるほど。汚染食品を口にする食中毒タイプではなく、感染したヒトを介する、ヒト−ヒト感染があるのですね？」

A「そうです。むしろ食中毒感染より、ヒト−ヒト感染の方が患者数は多くなります」

Q「としますと、ノロウイルス感染症の予防は、カキなどの生食を避ける以外に、

一口メモ　　　**ノロウイルスの3つの感染経路**

①**食中毒タイプ：**　ウイルスで汚染されたカキ等の貝類を、生のまま、または加熱調理不十分で食べた場合

②**接触感染タイプ：**患者の下痢便のついたおむつや吐物を処理した後、十分手洗いをしなかった場合

③**空気感染タイプ：**吐物の中のウイルスが空気中に漂い出す場合

特別な注意を必要としますね？」
A「そのとおりです。ヒトからヒトへの感染ルートを絶つため、手洗いは石鹸で十分に行うこと、便や吐物には10倍に薄めた家庭用塩素系漂白剤をかけ、おむつや吐物を拭き取った紙類は、二重のポリ袋に密閉して捨てることなどが注意点となります」

(4) 慢性の下痢

3週間以上続く下痢は慢性の下痢ということになります。ほとんどの場合は、月単位でなく年単位で経過します。いろいろな病気がありますが、下痢型過敏性腸症候群と潰瘍性大腸炎が主たる病気です。この2つについて簡単に述べておきます。

ⓐ 下痢型過敏性腸症候群

Q「過敏性腸症候群とはどのような病気ですか？」
A「大腸や胃の検査をしても何も異常が見つからないのに、腹痛や腹部不快感を伴う下痢、または便秘などの便通異常が、数カ月以上にわたり続く病気です」
Q「下痢、または便秘とは何か変な感じですね。下痢と便秘は両極端の症状なのに、それらが1つの病気に含まれるのですか？」
A「主に下痢が続く下痢型、便秘が続く便秘型（P. 74）、下痢と便秘が交互に起こる混合型があります。人によって症状の型が違います。いずれも、腸の動きが正常でないということで共通しています」
Q「胃も腸も悪くないのに、なぜ便通異常が続くのですか？」
A「精神的なストレスや強い緊張状態が続く結果、自律神経のバランスが崩れることが原因と考えられます。したがって、めまい、肩こり、睡眠障害など、ほかの自律神経性の症状が重なることがあります」

誰でも強い緊張（人前でスピーチする等）のために下痢をしたり、旅行

中に便秘になったりすることがあります。ほとんどの場合、これらの症状は一時的なものです。一方、普段の日常生活で、大部分の人なら耐えられる程度のストレスや緊張でも、それが続く結果、慢性的な下痢や便秘が起こる、これが過敏性腸症候群です。

学校を卒業して会社に入り、学生時代とは環境も社会的責任も一変する新入社員の場合や、中高年でも転職や配置転換で慣れない新しい職場で重圧がかかった場合などに起こりやすいといえます。これらの環境変化は誰でも経験することですが、その変化が過剰なストレス、または緊張になる人に起こります。ストレス社会が生み出した文明病といえるでしょう。

Q「治療法はありますか？」

A「大腸に異常がないことを確認すれば、これ自体は悪性の病気ではないので、症状が続いても心配いりません。焦らず、心配しすぎずに、ゆったりした気持ちを持って、医師から処方される薬で気長に治療を続けましょう」

ⓑ 潰瘍性大腸炎

この病気には下痢もみられますが、主な症状は血便（粘液と血液をミックスしたトマトソース状の便）と腹痛です。病因は明らかではなく、腸管における免疫反応が関与する難病です。慢性下痢を伴う一つの病気というよりも、大腸の難病として考えるべき疾患で、ここでは詳しくは述べません。詳しい病因はわかっていないとはいえ、内服薬があり、服薬を続けてゆけば大多数のケースは普通の日常生活を送れる程度に病気をコントロールできるようです。

B-5 便秘

便秘はもっとも身近で不快な日常的症状の一つです。便秘の経験がない人には、"たかが便秘"と思われがちです。しかし、長年慢性的に便が気持ちよくすっきり出ない人にとっては、つらい症状です。まず腹部の不快感だけでなく、腹痛などの苦痛を伴うこともあり、QOLを低下させます。また、単なる便通不良と思っていたが、実は大腸がんが便秘の原因となっていたということもあります。さらには、そのような重大な基礎疾患がなくとも、単なる慢性便秘によって寿命が短くなるという米国の医学論文が出るに至り、それなりの一つの疾患として捉えるべきという認識が強くなってきました。そのような背景より、ここで慢性便秘をまとめてみましょう。

(1) 便秘の原因

旅行中に緊張して数日間便秘になることは、しばしばあることです。この場合は、元の生活に戻ると、便秘はすぐに治ります。このような一時的な便秘ではなく、長期間慢性に続く便秘には、①便秘の原因となる基礎疾患があり、そのため起こってくる便秘と、②特別な原因がなく起こってくる便秘があります。まず前者の便秘から考えましょう。

❷ 基礎疾患に基づく便秘

Q「便秘の原因となる病気とはどのようなものですか？」
A「最も一般的、かつ重大な病気は大腸がんです」
Q「便秘症状としてはどのような現われ方になりますか？」
A「従来快便であったのに、ある頃から便秘気味になり、何カ月も続くため大腸の検査を受けると、進行した大腸がんが見つかったというようなことがあります。大腸がんはとくに症状が出ないものですが、便秘という形で症状を呈したものと考えられます」

大腸がん以外に、糖尿病や神経疾患などの重大な病気を抱えていれば、それが原因で慢性の便秘になることがあります。この場合は、原病がありますので便秘の原因は、比較的わかりやすいでしょう。

❺ 特別な原因がなく起こってくる便秘
　特別な原因のない慢性便秘は20代ではほとんど女性ですが、年齢とともに男女とも増えてきます。60歳頃からは男性の便秘が急速に増えてきます。80歳ぐらいでは、男女に差がないか、むしろ男性の方が多いようです。

Q「高齢になると便秘が多くなる原因は？」
A「高齢になるとまず水分摂取が減少します。そうしますと、便が硬くなります。食事の量も減ってきますので、糞便量が減少して、硬くて少量の便であるため、便がすっきり出ない原因となります」
Q「運動も関係しますか？」
A「ええ、運動は大腸にほどよい刺激を与え排便を促します。高齢で運動量が減ると、腸の動きが鈍くなり、便秘しやすくなります。また、高齢に伴い筋肉が衰えてくるため、排便に必要な腹筋が弱くなることも一つの原因です」

(2) 便秘の症状
　便秘といえば、排便の回数が少ないことと思われる方が多いようです。でも何日間排便がなかったら便秘というような、排便回数の問題だけではありません。1週間便が出なくても便秘と思わず平気な人もいれば、毎日排便があっても便秘を訴える人もいるのです。便秘に対しては、単に排便頻度だけでなく、排便に困難を来すことなく、スムースに便が出るかということまで考える必要があるのです。

Q「でも一般的には便秘というべき場合の排便頻度はどうなのですか？」

🅐「あえて回数をいえば、3日出なかったり、または週に3回未満の排便回数になれば、便秘ということになるでしょう」

🅠「では排便困難とはどのような症状ですか？」

🅐「これにはいろいろな症状があります。表B-9に示します」

[表B-9] 排便困難や排便に関する不快感

①硬便（ウサギの糞のようなコロコロした便や、それが1本に固まった硬い便）
②硬便による排便困難や過度のいきみ
③排便時の肛門部の不快感・痛みや閉塞感
④一回に出きらない頻回便や残便感
⑤腹痛、腹部不快感、腹部膨満感

便の形状

ウサギの糞状のコロコロした硬便（兎便）

兎便が1本に固まっている硬便

スムースな表面のバナナ状便（理想便）

　便秘では排便回数の減少とともに、表B-9の①〜④のいずれかの症状を伴うことが多いようです。これらの症状については説明の必要もないでしょう。一方、⑤の症状は少し特殊で、過敏性腸症候群（P.70）による便秘、つまり、便秘型過敏性腸症候群です。

　過敏性腸症候群（IBSと略します）は自律神経のバランスが乱れることによる腸の運動機能の失調で、慢性的に下痢を繰り返したり、または逆に便秘になったりする病気です。便秘型のIBSでは便秘（排便回数の減少）のみならず、主に腹部全体の腹痛などの、相当辛い症状が出ます。IBS性便秘は、腸に特別な原因のない慢性便秘の4分の1くらいを占めます。

(3) 便秘に対する日常生活の対策

　便秘の対策は、一に食事で、二に運動、三、四がなくて五に薬というぐらい、日々の生活習慣への注意が重要なようです。

Q「食事の注意点としては、よく食物繊維をとるようにと言われますね？」

A「ええ、1日3食を腹八分目で規則正しく摂るうえに、食事内容は食物繊維やヨーグルトなどの発酵食品をたくさん摂ることが基本です」

Q「どのくらいの食物繊維を摂ればよいのですか？」

A「有効な量は20gの繊維ですが、20gの繊維はキャベツ1玉に相当します。これはまず不可能ですから、できるだけ多くという目標になります。繊維質の多い野菜の代表格はごぼうで、いも類、人参、白菜、バナナと続きます」

Q「食事についてほかには？」

A「ヨーグルトなどの発酵食品は、善玉腸内細菌を増やし、腸内環境を整えます。それから水分です。高齢になるほど、水分摂取が減ります。1日1Lが目安です」

ライフスタイルについては、運動は大腸の動きを活発にしますので、運動不足を解消することが便秘対策になります。逆にストレスは腸の蠕動を弱め便秘を促進します。旅行に出て便秘になるのは、ストレス、または精神的な緊張によるものです。日常生活での慢性的なストレスをなくすことが慢性便秘の対策になります。また、規則正しい生活を心掛け、睡眠不足や過労に気を付けましょう。朝食をゆっくり十分摂りますと、胃に食物が入ることにより、胃-大腸反射が起こり、大腸に溜まった内容物を排泄しようと腸蠕動が起こります。

(4) 便秘の治療

食事やライフスタイルを整えて便通が改善しなければ、最終的手段は薬を使用することになります。

Q「便秘薬（下剤）にもいろいろあるようですが？」

A「ええ。便秘薬にもいろいろあります。最も基本的な便秘薬（下剤）は緩下

剤です。緩下剤は、腸の細胞から腸管に水分を移行させる作用を促すものです。そのことにより便塊量を増やすとともに、軟便化します。硬便による便秘にはファーストチョイスであり、また必須の薬でもあります」

Q「これは医師が処方する薬ですか？」

A「ええ、そうです。以前から酸化マグネシウムがよく処方されています。最近は腸管への水分分泌のみならず、クロライド（NaClのClのことです）を放出させて積極的に腸管運動を刺激する新薬も開発され、治療効果が上がるようになっています」

Q「これで便秘は解消しますか？」

A「いいえ、残念ながら、高齢者で大腸の運動機能（腸管の蠕動能）の低下した弛緩性便秘に対しては、上述の水分移行を図る緩下剤のみでは改善しにくいことが多いようです。この場合は大腸刺激性の下剤を使用することになります。センナやセンノシド系の下剤です」

　大腸刺激性の便秘薬は、効果は良いのですが依存性や習慣性が出てくるため、長期に漫然と使用しないようにした方が良いようです。理想的な手段は、日常生活の対処と緩下剤での対策をベースにして、どうしても出ない時は、スポット的に大腸刺激性下剤を使用することかと思われます。もう一つの手段は、大腸刺激性の下剤の代わりに漢方薬を用いることです。大黄甘草湯や潤腸湯が代表的で実績があり、習慣性が低い漢方薬とされています。即効性はないようですが、しばらく服用を続けると快便に向かうことがあるようです。

　なお、症状の項で述べましたIBS性の便秘に対しては、それに適した便秘薬が、2017年より処方できるようになっています。いずれの便秘薬もそれぞれ個別の副作用や問題点もありますので、継続的使用に際しては、医師の注意の元に処方してもらうことが望ましいといえます。

B-6 痔

　痔は非常に身近な病気です。肛門付近の痛みや出血といった自覚症状がある人だけでも100万人くらいいるようです。しかし、自覚症状のない人や、一時的な症状で済んでしまう人も含めると、日本人の成人の3人に1人に痔があると言われます。痛みや出血があっても、場所が場所だけに、受診にためらいが生じがちです。そのため、症状が一時的で持続しなければ、「痔主」でも放置する人がほとんどです。

　たとえ一時的な症状であっても、肛門から出血があれば、「痔だと思うが、本当に痔だろうか？ 怖い病気ではないだろうか？」と心配になります。さらに出血が続けば、貧血にもなり、また、痛みがあれば苦痛が続き、つらいものです。そこで本項で、痔の原因と治療・予防をまとめてみたいと思います。

(1) 痔とは実際にどのようなものか？

　痔は誰でも病名として知っていますが、その具体的な病態は一般の人には理解されていない場合がほとんどです。

Q「痔とは肛門付近の病気で、イボのようなものができて痛かったり、出血したりするようですが、どうなっているのですか？」

A「痔と一言にいっても、3つのタイプがあります。通常、イボ痔と呼ぶ痔核、切れ痔と呼ぶ裂肛、トンネル状の管ができる痔瘻（ろう）の3つです」

Q「痔は一つの病気と思っていましたが、いろいろあるのですね？」

A「そうです。最も多いのが痔核です。痔核から説明してゆきましょう。次頁の図 B-5 Ⓐを見てください。肛門と直腸の境目、つまり直腸の出口や、肛門の出口には、細い静脈が集合した静脈叢（そう）という柔らかい組織があります。血液がこの静脈叢に滞ってイボ状に膨らんでくるのがイボ痔、つまり痔核です」

B 消化器系の症状

Q「図B-5Ⓑでは2カ所にイボ痔が描かれていますね？」

A「そうです。肛門の出口にできるのが外痔核、肛門から直腸に入ったすぐのところにできるのが、内痔核です。内痔核が痔全体の大半を占めます。裂肛は肛門管に裂け目ができるものです。痔瘻は肛門の内外を貫通するトンネル状の管（瘻といいます）ができる病気です」

[図B-5] 直腸・肛門の構造と痔

Ⓐ 直腸・肛門付近の静脈叢　　　　Ⓑ いろいろなタイプの痔のできる部位

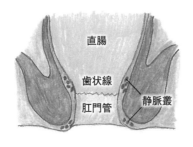
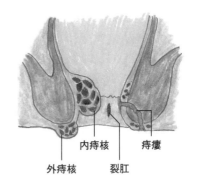

歯状線は直腸と肛門の境を示す。
肛門管は締まっているが、
解説のため拡げている

(2) 痔の原因と症状

　痔のなかで最も多いのがイボ痔、つまり痔核で、そのほとんどが内痔核です。図B-5Ⓐの直腸末端から肛門にかけた部位にある静脈叢に血液をうっ血させることが原因となります。

Q「静脈叢がうっ血する原因は？」

A「肛門に圧力がかかって静脈叢がうっ血します。最も大きい原因は排便の異常です」

Q「排便の異常は便秘ですね。便秘で息むことを繰り返していると、肛門に圧力がかかって、静脈叢が膨らんでくるということはよくわかります」

Ⓐ「そうです。便秘で硬い便を出すために息むことや、排便に時間がかかることが主な原因です。逆に下痢で便が勢いよく出るのも刺激となり、イボ痔ができます。つまり便通の異常とは、便秘や下痢ということになります」

　痔核の発症には姿勢も関わります。とくに、座りっ放しの仕事をしますと肛門付近がうっ血しやすくなります。また、座ったままのみならず立ちっ放しや重い物を持ち続けることもよくありません。女性では妊娠や分娩で腹圧がかかることも原因となります。

Ⓠ「裂肛と痔瘻の原因は？」
Ⓐ「裂肛は硬い便を無理に出そうとする時、肛門管の内面が裂けることで起こります。痔瘻は肛門管の内面のくぼみに便が入り込み、大腸菌による感染で膿ができ、くぼみがどんどん浸食されて管ができたものです」

　痔の症状は痔の種類によってさまざまです。肛門付近の不快感、イボ状の腫れ、排便時の出血や疼痛、排膿、発熱などです。

Ⓠ「痔核の症状は肛門付近の痛みと出血ですね？」
Ⓐ「ええ、外痔核は痛みが強いです。内痔核は痛みは弱いことが多いのですが、排便時に破れてかなりの出血をすることがあります。出血を繰り返している人で、治療が必要な程度の貧血になる人もめずらしくはありません」
Ⓠ「外痔核は肛門の外にできるので、自分の指で触ってイボがわかりますね。内痔核はイボ状の膨らみはわからないのですか？」
Ⓐ「いいえ、程度がひどくなれば肛門からイボ痔が脱出します。イボ痔が排便時に脱出するが、排便後に自然に戻る、または指で押し込むとやっと戻る場合や、ひどくなって脱出したまま、常に出しっ放しの状態の場合があります」
Ⓠ「裂肛と痔瘻の症状は、痔核と少し違ってきますか？」

🅐「ええ。裂肛は肛門管の粘膜が裂けていますので、排便の際の痛みがかなり強くなります。痔瘻は感染症ですから、肛門周囲が腫れ、膿が出て発熱を来します」

(3) 痔の予防と対処

　痔の予防は、痔の原因となることを避けることです（表B-10）。何といっても便秘の対策で、これについては別項（P.74）で述べている通りです。

　排便についての注意は、すべてお読みいただければわかることと思います。"トイレで息み続けるのはよくない"ことはわかっていても、すっきりしたいため、息み続けるくせがついていることが多いようです。内痔核は息む

[表B-10] 痔の予防または対処

---

1. **便秘対策**（P.74参照）
    ①便通を整えるために食物繊維や水分を多く摂る
    ②無理なダイエットはしない
    ③腸の動きをよくするため、適度な運動をする

2. **排便の注意**
    ①便意があればトイレに行く、我慢しない
    ②便意がないのに決まった時間に無理に排便しようとしない
    ③トイレに長時間入って、息み続けることをしない
    ④温水洗浄便座を使って、おしりを清潔にする
    　（肛門を刺激しすぎないよう、水圧は弱めにする）

3. **日常生活の姿勢の注意**
    ①同じ姿勢を続けることを避ける
    　（長時間続けてイスに座るようなら、時々5分ほど歩く）
    ②重い物を持ち続けることを避ける

4. **生活習慣の注意**
    ①下痢を防ぐため、アルコールや香辛料を控える
    ②睡眠不足にならないようにする
    ③毎晩、シャワーでなく、入浴して血行を良くする
    ④冷えには要注意。とくに下半身を冷やさないこと

たびに脱出しやすくなります。温水洗浄でお尻を清潔にすることは痔核をきれいに保つほかに、感染症が原因となる痔瘻の予防としても重要です。

　姿勢の注意では座り続けて肛門付近を圧迫し続けることは、静脈叢をうっ血させよくありません。時々立ち上がって軽く歩くことでお尻の圧迫を回避しましょう。また、立ち続けたり、歩き続けるのもよくないようです。

　生活習慣の注意のなかで、痔特有の大切な注意点として下半身を冷やさないようにしましょう。

Q「痔になった場合の対処と治療はどうでしょうか？」
A「まず痔核ですが、ほとんどの場合、表B-10の予防または対処と座薬の使用で治すことができるようです。しかし内痔核が大きく、排便後も脱出した状態が続けば、外科的治療が検討されます」
Q「外科的治療は痔核を切除することですか？」
A「いいえ、現在では多くの場合、内痔核硬化療法薬を痔核内へ注入する治療が多くなっています。肛門付近を切ることはなく、また痛みもなく日帰り処置で治療ができるようです」
Q「裂肛と痔瘻の対処はどうですか？」
A「裂肛も初期なら肛門付近を清潔に保ち、便を柔らかくし、座薬で炎症を抑えることで治ることが多いでしょう。自然と治ることもあるようです。しかし、裂肛が慢性化して肛門が狭くなった場合は手術が必要です。また、痔瘻が完成してしまえば、肛門専門医による手術をしないと治せないようです」

　「痔」そのものは良性の病気です。しかし排便時の出血は痔でのみ起こる症状ではなく、大腸がんによる出血のこともあります。排便時の出血が長く続く場合は、「痔出血だ」と思い込まずに、大腸と肛門の病気のチェックを受けることが、非常に重要です。

健康長寿を目指す知識と知恵 No.2 (2/7)

〔No.1 (P. 40) より続く〕

〔2〕はたして長寿になれば幸せといえるでしょうか？

　日本人の平均寿命は、戦後の昭和20年頃は50歳ぐらいでしたが、今や男80歳、女86歳と大きく延び、日本は世界に名だたる長寿国になりました。しかし平均寿命が著明に延びた現在、「ただ単に長生きすれば幸せか？」という疑問が出てくることにもなりました。がんを免れ、脳梗塞や心筋梗塞にかからずに長寿はそこそこ達成できたとしても、やはり不老はありえず、老いることによる避けがたい新たな問題が起こってきたからです。実際、周囲を見渡しますと、認知症や要介護で施設に入っている高齢者の何と多いことでしょう。このような状況をみると、単なる長寿を喜んでよいのかどうかを、考えさせられます。そこでどのような人生が幸せかということを考え直すことが必要になってきました。

〔3〕「生老病死」

"どのような人生が本当の幸せか"ということを再考する前に、人の一生を考えてみましょう。この世に"生"を受けた人は必ず"老"いて、さまざまな"病"気に遭遇しながら、いつか"死"を迎えます。仏語でいう「生老病死」です。老化は40歳頃から本格的に始まります。そして、ほとんどの病気は老化に合わせて、ちょうどこの頃から起こるようになります。つまり老化と病気が背中合わせに、40歳頃から進行してゆくのです。どうして人生の同じ時期より老化が始まり、病気が起こりやすくなるのでしょうか？　次項からこの2点について考えてみましょう。

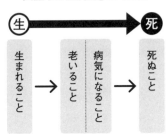

仏語「生老病死」を考える

「生」と「死」の苦しみの間に
「老」と「病」の苦しみがある

⇨ P. 140 へ続く

C

心肺系の胸部症状

● C-1 動悸

　全力疾走した直後に、心臓が「どんどんどん」と強く早く動くのを感じますが、これは心臓の正常な鼓動による動悸です。特別な原因がないのに心臓がドキドキしたり、心臓の不快な鼓動を感じれば、問題となる病的な動悸となります。動悸をひき起こすのは心臓ですので、知っておくと役に立つと思われる心臓の病気を中心に、動悸の原因を述べてゆきます。

● C-2 息切れ

　息切れとは呼吸が苦しいと感じる状態です。当然、重大な病気の症状として感じますが、病気でなくても感じることもあります。呼吸が苦しいという感じは、呼吸器、つまり肺の何らかの異常に基づいて出る症状です。しかし、心臓に異常があれば肺にも影響が出るため、息切れの原因が心臓のこともあります。息切れはどのような際に起こるか、息切れの原因を考えてゆきます。

● C-3 胸の痛み

　胸部には、心臓や肺という、生命維持に直結する臓器が収められていますので、激しい痛みが胸部に起これば、誰でも生命の危険を感じ、心配になります。胸の痛みは、緊急入院して直ちに精密検査、治療を必要とする病気の場合から、心臓や肺に異常がなく、とくに病気ということもない場合まで、さまざまな状況で起こります。胸の痛みはどのような原因で起こってくるのかについてまとめています。

C-1 動悸

　全力疾走した直後に、心臓が「どんどんどんどん」と強く早く動いているのを感じたり、びっくりした時に、胸が「ドキドキ」したりすることは、誰でも感じることですね。これが動悸ですが、心臓の正常の鼓動による動悸です。特別な原因がないのに心臓がドキドキしたり、心臓の不快な鼓動を感じること、これがここで問題とする病的な動悸です。

　動悸はいろいろな表現で訴えられます。例えば、①心拍が早く、「ドキドキドキドキ」と感じる、②1分間に1回または数回、ドクンと突然に一拍大きく感じる、③心拍はゆっくりで一拍一拍の鼓動を大きく感じるなどです。動悸をひき起こすのは心臓ですので、知っておくと役に立つと思われる心臓の病気を中心に、動悸の原因を述べてゆきます。

(1) 日常よくみられる動悸

　心臓は普段は1分間に60～70回収縮して、血液を全身に送り届けています。1回の心臓の収縮（心拍といいます）による血液の流れは1つの脈となりますので、1分間に心拍と同じ数の脈（60～70回）が生まれます。スポーツジムで強めの運動をすると、呼吸が早くなるとともに心拍数はどんどん上昇してゆきます。1分間で120～150くらいの心拍数になり、胸でドキドキドキドキと動悸を感じます。運動をやめると、自然に心拍数は元の60～70に戻り、動悸は消失します。運動以外にも、びっくりした時や、人前でのスピーチで緊張した時にも、心拍数が増え一時的に動悸を感じます。まったく生理的な、正常な動悸です。しかし、日常よくある動悸でも、多少の不安を訴える動悸もあります。

Q「日常的な動悸でも、少し不安を感じる動悸とは？」

A「"階段や坂道を上ると、動悸を感じる"という人がいます。病院へ行かねばならないほどの症状ではないが、多少の気がかりになるようです。健

診で、何か自覚症状はありますかという問診に対して、訴えるというよりも軽く話されます。でもそのような人の心電図や心拍数は、ほとんどの場合正常です」

Q「要するにそのような動悸も心配ないということですね？」

A「ええ、健常人でも、そのようなことはよくあるといえます」

　年配の方や若い女性で、日頃から体をあまり動かさない人に、上の症状がよくみられます。体を動かすと心拍数は増えますが、日頃あまり体を動かさない人では、少しの運動に対しても心拍数が増えやすく、心拍数の増加を動悸として感じやすいのだと思われます。次からが病的な動悸です。

(2) 病的な動悸が生じる原因

　動悸そのものは心臓からくる症状ですから、動悸が生じる原因は心臓の病気にあることが多いのです。しかし、心臓以外に原因がある動悸も珍しくはありません。両方の主なものを表C-1にまとめます。

[表C-1] 動悸の原因となる病気

心臓に原因のある動悸	心臓以外に原因のある動悸
①不整脈（いろいろなタイプあり）	①バセドウ病（甲状腺機能亢進症）
②心臓弁膜症	②貧血
③心不全	③慢性呼吸器疾患
④狭心症・心筋梗塞	④精神的、ホルモン的、生理的なもの

Q「動悸は心臓が発する異常なサインですね。表C-1の動悸の原因となる心臓の病気には不整脈のほかに、怖い病気が②から④にずらりと並んでいますね。これらの心臓の病気を理解しなければならないのですか？」

A「いいえ。この本は医学書ではありませんので、心不全や心筋梗塞の解説はしません。動悸に関連した簡単な知識のみを説明することにします」

Q「不整脈によって動悸が出るのは何となくわかるような気がします」
A「そうですね。不整脈による動悸だけでもわかってくれれば充分です」

(3) 不整脈

 不整脈 には怖い不整脈から、心配のいらない不整脈まで、いろいろあります。また、不整脈によって出る動悸の感じ方はさまざまです。そこで、いろいろな不整脈と動悸の感じ方を合わせて説明します。不整脈は心電図でよくわかります。次頁の図C-1の最上段に正常の心電図を示します。心臓が1拍して血液を送り出す時、1つのセット波形が生まれます。心臓が規則正しく収縮を続けていますと、この1セットの収縮波形がリズムよく出てきます。つまり1セットの波形（心拍）の出現が等間隔になっています。不整脈では、この心拍のリズムが乱れたり、異常な頻度で出現します。

Q「図C-1 ❺ では心拍のリズムが1カ所（左から3拍目）乱れていますね？」
A「そうです。本来のリズムで起こるべきリズムより先んじて心拍が起こっています。これが最も頻繁にみられる不整脈で、期外収縮といいます」
Q「この不整脈が起こると胸に何らかの症状が出ますか？」
A「不思議なことに、何も感じない人と、動悸として感じる人がいます。動悸の感じ方ですが、心臓がドキドキするのではなく、その心拍の時だけ不快な症状を感じます。期外収縮は、1分間に1回だったり、3回の心拍のうちの1拍に起こったり、頻度はさまざまです」

 期外収縮が頻繁に起こってもまったく症状を感じない人、期外収縮が起こるたびに敏感に不快症状を感じる人と、さまざまです。後者の場合、胸がドンと突かれるように感じたり、一瞬、胸やのどがつかえるように感じたり、頻度が高いと、ドッキン、ドッキンと感じます。この不整脈では、心臓が予定のリズムより早いタイミングで収縮するので、その時の心拍は充分な量の血液を送れず、脈となりません。自分で脈をみることができる人は、「脈が

[図C-1] さまざまな不整脈（正常の心拍波形を簡略化したイラストで表現します）

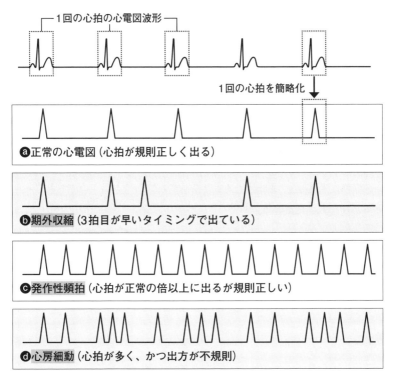

ⓐ正常の心電図（心拍が規則正しく出る）
ⓑ期外収縮（3拍目が早いタイミングで出ている）
ⓒ発作性頻拍（心拍が正常の倍以上に出るが規則正しい）
ⓓ心房細動（心拍が多く、かつ出方が不規則）

とぶ」と訴えます。最初に「脈がとぶ」ことがわかった人は、一瞬心臓が止まったのではないかとびっくりしますが、脈としてふれなかったのです。

Q「図C-1に戻りますと、ⓒやⓓでは心拍数が元の正常の心拍数より、異常に多くなっていますね？」

A「ええ、両方とも、心拍が異常に増えるタイプの不整脈です。ⓒは、ある時に突然、正常からこのような高心拍数になります。病名は発作性頻拍で、1分間に150拍ぐらいの心拍数になり、当然心臓はドキドキドキドキと動悸を感じます」

Q「ずっとその症状は続くのですか？」

A「1分以内に元に戻ったり、1〜2時間続いたり、さまざまです。1日以上続けば、血液を送る本来の心臓の機能に障害が出ますが、その前に異常な動悸として受診されます。病院ではすぐ治療が施され、元に戻ります」

Q「図C-1 **d**はやはり心拍が異常に多いですが、**c**と少し様相が違いますね。**c**の発作性頻拍では、心拍が多いですが規則正しく心拍が出ていますね。一方、**d**では心拍の出方がバラバラで、不規則ですね」

A「その通りです。重要なことに気が付いていますね。これは心房細動という危険な不整脈で、心臓がドキドキして動悸を感じます。発作性頻拍は、自然に治まるか、または止める治療をゆっくり考えればよいのです。一方、心房細動は危険な不整脈で、これを止める治療、または次に出現しない対策などを考慮しなければなりません（P.90の一口メモ参照）」

　心臓は心房の1カ所にある"発電所"から出る規則正しい電気信号で、心臓全体が順々に収縮してゆきます。これに対し、心房細動が起こっている心臓では、心房のあちこちが勝手に興奮して、心房が不規則に細かく動きます。心房が1つのまとまった動きをできずに細かく動くので、心房細動といいます。心房から心室への電気信号の伝達も不規則のため、心臓全体の収縮が、不規則になります。心電図を撮れば、図C-1 **d**のように描出され、心拍リズムが不規則であることがすぐわかります。

(4) 心臓の病気による不整脈と動悸

　表C-1（P.85）の心臓に原因のある不整脈で、②から④は心臓の重い病気になります。まず、②心臓弁膜症は、心臓の弁の開きが悪くなり血液が流れにくくなる場合と、弁がきっちり閉じずに血液が逆流する場合の2つのケースがあります。いずれも血液の送り出しが悪くなり、心臓に大きな負担がかかり、それが原因でしばしば期外収縮や心房細動などの不整脈が生じます。そのため動悸に加え、息切れ、胸が苦しいなどの症状が出ます。

進行しますと、全身へ充分な血液を送れない心不全の状態に陥ります。

次に③心不全ですが、心不全とはもろもろの原因によって心臓の働きが弱くなり、充分な血液を送れない、同時に送った分の血液が心臓に戻れない状態です。原因は、前述の心臓弁膜症であったり、心筋梗塞の後であったり、糖尿病のために徐々に心臓の筋力が低下した状態であったりさまざまです。心臓の機能が落ちても心臓は一生懸命働こうとしています。心臓に無理が重なって、心房細動や期外収縮などの不整脈が出やすくなります。症状は不整脈による動悸に加え、息切れ、呼吸困難、四肢のむくみが主です。

最後は、④狭心症・心筋梗塞です。心臓弁膜症や心不全による不整脈は、心臓の病気として長期に診療を受けている経過中に出現してきます。一方、心筋梗塞は突然起こり、激しい胸痛とさまざまなタイプの不整脈が出ることになります。胸痛が強いと動悸を感じるどころではありません。また、上述の3つのタイプよりもはるかに悪性の(致命的な)不整脈が出ることがあります。専門的過ぎますので、ここでは詳しく述べません。

(5) 心臓以外の病気による動悸

心臓自体の病気でなくても、心臓の不快な鼓動を動悸として感じることがしばしばあります(P. 85の表C-1)。この場合は不整脈というより、心拍が多いことで心臓がドキドキするというように訴えることがほとんどです。

Q「貧血になると動悸が出るのですね？」

A「貧血は、血液中の赤血球が少ないか、赤血球のなかのヘモグロビン蛋白質が不足しているかのいずれかで、全身に酸素を運ぶ働きが低下している状態です。酸素運搬体の減少をカバーするため、心臓は心拍数を上げて、酸素の供給量を増やそうと努力するのです。その結果、心拍数の増加による動悸が起こることになります」

Q「バセドウ病(甲状腺機能亢進症)もやはり心拍数の増加が起こってドキド

キするのですね？」

🄰「そうです。バセドウ病は、甲状腺ホルモンが過剰に作られる病気で、ホルモンの過剰による動悸に加え、体重減少、多汗等の症状が出ます」

🄠「慢性の呼吸器疾患では呼吸機能の障害で、肺が酸素を充分取り込めないことが原因になるのですね」

🄰「ええ。貧血と同じように、全身への酸素の供給量が低下するためです」

🄠「呼吸器疾患とは気管支喘息ですか？ 気管支喘息では呼吸しづらくなり、動悸や呼吸困難が出るのは何となくわかりますが」

🄰「そうですが、気管支喘息以外にも、肺気腫（P. 94）という、肺が潰れてゆく慢性の病気もあります。いずれも肺での酸素の取り込みに障害が起こり、酸素供給不足を代償するため、心拍数を増やす結果としての動悸です」

そのほかに動悸を来す状況としては、更年期女性のホルモンバランスの不調（更年期障害）による動悸が、イライラや発汗などと一緒にみられます。また、普通の日常生活で、ストレスや発熱でも動悸が生じます。これらは病気というよりも生理的な動悸といえるかもしれません。

一口メモ　心房細動が危険な不整脈である理由

心房細動が起こると心房内で血液が淀み、血栓（血の塊）ができやすくなります。血栓が心房内にある間は無症状ですが、心房の壁から剥がれて心臓の外へ、つまり大動脈へ飛び出すと、その7～8割は脳へ向かう血管に入り、脳の中で血管を詰まらせます。これが心臓で生じた血栓が脳の血管を塞ぐことで起こる脳梗塞です。日本プロ野球界の大スター（選手→監督）の脳梗塞は、心房細動に基づく、このタイプの脳梗塞でした。

C-2 息切れ

　息切れとは呼吸が苦しいと感じる状態です。当然、重大な病気の症状として感じますが、病気でなくても感じることもあります。例えば、山登りや激しい運動時などには健常人でも息切れを感じます。そのような、誰に出ても当たり前と思う時以外に、息切れはさまざまな状況で起こります。

　なお、「息苦しさ」や「呼吸困難」も、「息切れ」と同じように使われます。しかし「呼吸困難」は「息切れ」よりも、もっと重大な症状の響きがあります。また、一般的に「息切れ」は、労作時の軽い呼吸困難感に際して使われるのに対し、「息苦しさ」は労作には必ずしも関係なく、じっとしている時に息をしにくい感じの場合に使われるようです。

　息切れ、または呼吸困難は、呼吸が苦しいという感じですから、当然呼吸器、つまり肺の何らかの異常に基づく症状です。しかし、心臓に異常が発生すれば肺の機能にも影響が出るため、息切れの元々の原因が心臓に由来することもあります。はたして、息切れが出る原因は心肺機能の異常だけなのでしょうか？

　ここで、息切れはどのような際に起こるか、体のどこに異常を来しているのか等、息切れの原因を考えてゆきます。

(1) 突然起こる強い息切れの原因となる病気

　息切れを来す病気の原因や状況のうちの主なものをP. 92の表C-2に挙げます。生命に関わる病気が原因となる場合から、日常なんとなく息切れを感じるという場合までさまざまです。前者の場合は、息切れというよりも呼吸困難という表現が適切で、息切れ以外に同時に重大な症状があることが一般的です。一方、後者の場合は、受診するほどのことでもないが、日常生活で時々感じて気がかりという程度の息切れです。

　まず、突然起こる強い息切れから説明してゆきます。

Q「強い息切れ(呼吸困難感)は、肺や心臓の重い病気が原因ですね?」

A「そうです。突然の息切れを来す肺の病気は、気管支喘息の発作や気胸です。また、心臓の病気では狭心症や心筋梗塞ということになります」

Q「心臓の病気では息切れだけではなく、動悸や胸痛などのほかの重大な症状も出るのでは?」

A「ええ、P.85の動悸の原因となる心臓の病気と、本項の表C-2の息切れの原因となる心臓の病気はほとんど同じで、動悸と息切れは一緒に起こります。したがって、心臓に原因のある息切れについては、心臓が原因の動悸(P.85)と一緒に理解してください」

[表C-2] 息切れの原因となる主な病気、または状態

肺の病気	①感染症(風邪、急性気管支炎、インフルエンザ、肺炎) ②気管支喘息、③気胸、④慢性気管支炎 ⑤肺気腫(COPD)、⑥肺線維症
心臓の病気	①心不全、②不整脈、③狭心症・心筋梗塞
メンタル疾患	①パニック障害、②過呼吸症候群
そのほか	①貧血症、②甲状腺機能亢進症 ③更年期障害、④活動(運動)不足による身体機能低下

　肺の病気で突然起こる呼吸困難は喘息発作と気胸です。喘息発作では咳や痰が急に出てきて、呼吸とともにゼーゼー、ヒューヒューという喘鳴が聞こえ、呼吸困難が出ます。気管支喘息の治療中に発作が出ますので、発作の対処は患者自身がわかっているはずです。

　一方、気胸は健常人に突然起こりますので、最初に発症した場合はわかりにくいと思います。気胸とは肺に穴が開いて、呼吸で吸い込む空気がその穴から漏れて胸腔に溜まる病気です。漏れた空気は胸腔にたまり、空気の圧力で肺がしぼんで膨らめない状態です。胸痛とともに普通に呼

吸ができない息苦しさを感じます。患者は何が起こったのかはわからずとも、尋常でないことはわかりますので、すぐ受診されることになります。

Q「心臓や肺に異常がなくても、突然呼吸困難が起こることはありますか？」

A「心臓や肺に異常がなく、突然呼吸困難が出現する病気にメンタル疾患があります。パニック障害や過呼吸症候群です。これらメンタル疾患では相当強い呼吸困難が起こります。心肺機能に異常がないので、正しくは呼吸困難感というべきかもしれません」

Q「メンタル疾患はどのような状況で起こるのですか？」

A「パニック障害のパニック発作では、自律神経がある時、突然、過剰な興奮を来すことによって、動悸と息苦しさが起こり、同時にこのまま死んでしまうかもしれないという強い不安感に襲われます。また、過呼吸症候群の過呼吸発作は肺や心臓に何ら病気がないのに、突然、特有の息苦しさを感じ、そのため頻繁に深い呼吸（過呼吸）をするのに空気を吸えないという呼吸困難感が起こるのです」

Q「原因はわかっていますか？」

A「パニック発作は脳の機能障害により起こる不安発作ですが、詳しい仕組みはわかっていません。過呼吸発作は、不安、緊張、ストレスなどの心理的因子や疲労などの身体的因子が過度に負荷された時に起こるようです」

パニック発作も過呼吸発作も心肺機能には根本的に異常がないので、何もせずとも1時間以内に自然に治まるのが一般的です。しかし、初めて発作に襲われた時は、「息ができずに死ぬかもしれない」という不安と恐怖で救急病院に駆けつけるのが普通です。肺や心臓に問題がなく、酸素は十分に吸えていることを確認するため、心電図と胸部X線写真を撮り、血液中の酸素量を調べることもあります。「心配いりません」と説明を受けているうちに、発作は治まるものです。発作を繰り返すような場合は、心療内科医のカウンセリングと予防的治療を受けるのがよいでしょう。

(2) 慢性呼吸器疾患が原因となる、慢性的な息切れ

　肺の感染症では、普通の風邪や気管支炎で軽い息切れを感じる場合がありますが、すぐに治ります。インフルエンザや肺炎でも、息切れ、時には呼吸困難感が出るかもしれませんが、適切な処置で長くは続きません。気管支喘息の発作時には強い呼吸困難が出ることはすでに述べました（P.25）。気管支喘息は発作の有無にかかわらず、気管支に常に炎症が起こっている状態です。発作は大火事ですが、発作がなくとも気管支喘息ではチョロチョロ小火事が続き、軽い息切れを感じます。現在では吸入薬を常時使用して気管支の炎症をコントロールする治療が行われ、発作も日常の息苦しさも予防できます。気管支喘息については、P. 25の慢性の咳の項で述べています。

　一方、いつとはなく息切れが始まる呼吸器疾患があります。気管支に慢性的に炎症が続く慢性気管支炎、肺気腫（現在はCOPDといいます）と肺線維症です。とくに肺気腫と肺線維症は進行性に息切れが強くなってゆく病気で、この2つの病気による息切れは大問題です。

ⓐ 肺気腫（COPD）

Q「COPDって肺のどのような病気ですか？」

A「COPDとは『慢性閉塞性肺疾患』の英語名の略称です。以前は『肺気腫』と呼ばれていました。肺の気管支が枝分かれしてゆき、一番末端部に肺胞と呼ばれるミクロの袋があります。肺胞で酸素と炭酸ガスを交換します。肺気腫（COPD）はこの大切な肺胞が壊れる病気です」

Q「それは大変な病気ですね。肺胞が壊れる原因は？」

A「タバコの煙や大気汚染などで有害な粒子を吸い続けることによって、肺に慢性的な炎症が起こり続けることが原因です」

Q「どのような症状が出るのですか？」

A「COPDの初期では、症状はほとんどありません。軽症では、『風邪をひいているわけでもないのに、咳や痰がよく出る』『階段を上る時やゴルフの時

などに、息切れや動悸を感じる』といった症状が現われます。病期が進むと、これらの症状がひどくなり、一日中、咳や痰が出たり、少し動いただけでも呼吸がつらくなり、最終的には酸素吸入が必要になります（COPDはP. 29の慢性の咳の項でも述べています）」

　初期の肺気腫は、肺のCT検査やスパイロメトリーという簡単な呼吸機能検査でわかります。喫煙者は、健診や人間ドックでスパイロメトリー検査を受けるべきです。また、肺CT検査を受けることも望ましいといえます。
　COPDを根本的に治す方法はありません。COPDは、放置すれば軽症から重症へと着実に進行し、ついには在宅酸素療法が必要となります。しかし、できるだけ早い時期に診断を受け、喫煙者は禁煙を断行し、適切な治療を始めれば、呼吸機能が低下するのを抑えることができます。

❺ 肺線維症

　肺気腫で述べたように、肺の組織の一番奥深いところに、酸素と炭酸ガスを交換する、「肺胞」と呼ばれる袋があります。この肺胞の壁に炎症が起こり、壁が厚く硬くなり（これを線維化といいます）、肺の機能が障害される病気が肺線維症です。肺気腫と同様に肺胞に炎症が起こることが原因ですが、なぜ、肺胞の炎症で線維化という変化が起こるのかがわかりません。困ったことに、原因不明の上、線維化は進行性で、いつとはなく現われる息切れが徐々に進行して呼吸困難を来すようになってゆきます。

(3) 息切れを感じるそのほかの病気、または状況

　心臓や肺に異常がなくても、息切れが現われる病気や状況があります。これは頻度として高く、知っていて役立つ情報です。

Q 「表C-2（P. 92）のそのほかの病気のなかに、貧血症と甲状腺機能亢進症があります。この2つの病気は、動悸の項（P. 85）の表C-1で、心臓以外に

原因のある動悸が出る病気となっていますね」
🅰「そうです。貧血症と甲状腺機能亢進症、更年期障害では、動悸と息切れが一緒に出るのです。前者は治療を必要とする病気です。動悸や息切れがなぜ現われるのかは、そこの部分（P. 89）を読んでください」

　貧血症で息切れが現われることはよくあることです。生理過多を原因としてとくに女性に多いのです。しかしそのような貧血は徐々に進行しますので、貧血があっても息切れを病気として自覚しないことがしばしばあります。健診などで血液検査の結果、貧血が判明し、治療が必要となります。貧血が改善した後に、「体が楽になりました。以前は階段などで息切れを感じていました。年のせいと思っていましたが、息切れは貧血が原因だったのですね」と、後からわかることも多いようです。

🆀「男性では貧血が起こりませんか？」
🅰「造血障害や白血病で貧血は起こりますが、それは特殊なケースです。男性で最も多いのは痔出血が続いた後に起こる貧血です。この場合は比較的短期間で症状が現われ、自分で息切れがおかしいと気付きます」
🆀「最後にある"活動不足による身体機能低下"とはどういうことですか？」
🅰「これは病気ではありません。心臓や肺に異常がなく、貧血などの病気もなく、健常状態で感じる息切れです」

　日頃運動習慣がなく、日中もデスクワークに終始する生活パターンが長期に続きますと、少しの運動で心肺機能が軽い運動にすぐに対応できず、軽い息切れや動悸を感じるのです。体力低下というか、運動不足によるもので病的ではありません。自分から積極的に症状を訴えて受診するというよりも、「何か気になる症状はありませんか？」と健診の問診などで尋ねられた際に、訴えることが多いようです。

C-3 胸の痛み

一般に痛みという症状には、苦痛と不安がつきものです。胸部には、心臓や肺という、生命維持に直結する臓器が収められていることは誰でも知っています。そのため、激しい痛みが胸部に起これば、誰でも生命の危険を感じて救急受診されます。また、たとえ痛みが強くなくとも、深刻な事態になることはないかと、心配になります。

胸の痛みは、緊急入院してただちに精密検査、治療を必要とする病気の場合から、心臓や肺に異常がなく、とくに病気ということもない場合まで、さまざまな状況で起こります。自分の胸の痛みは、その原因が深刻なものか、問題ないものかは一般の人にはわからないのが当たり前です。したがって不安を払拭するために、痛みにそれほど大きな苦痛がなくとも、受診されることが多いようです。

そこで、本項では、胸の痛みはどのような病気が原因で、または重大な病気と関係のない状況で起こってくるのかについてまとめています。

(1) 胸の痛みの感じ方と現れ方

胸部には、臓器として心臓や肺が存在するのみならず、大きな血管（大動脈や肺動脈）、胸膜（肺を包む膜）、肋骨、筋肉、神経などの組織があります。それぞれの臓器や組織の傷害により痛みが出るので、胸の痛みにはさまざまな原因が考えられます。痛みの原因を知る前に、胸の痛みには、いろいろな感じ方、現れ方があることを理解しておきましょう。

Q「病院を受診して、『胸のこのあたりが痛いのです』というだけでは不充分なのですね？」

A「ええ、不充分です。P.98の表C-3のリストにあるような点から自分の胸の痛みをできるだけ正確に訴えれば、早く、正しい診断につながります」

Q「まず①の痛みの性状ですが、どのような痛みかということですね？」

A「ええ、締め付けられるような痛み、圧迫されるような痛み、チクチクと刺すような痛み、鈍い痛みなど、痛みの性状を訴えましょう」

Q「②の痛みの部位については？」

A「胸の真ん中、左胸、右胸、胸の横の方、背中、前胸部から首や肩にかけて等です。そしてそこが指1本で示せるピンポイントか、掌で示さねばならないぐらいの範囲になるかということも大切な情報です」

[表C-3] 胸の痛みの感じ方と現れ方

①痛みの性状
②痛む部位
③持続時間
④発症起点と頻度
⑤痛む時の状態
⑥痛み以外の症状

Q「③は持続時間、④はいつから痛みが出ているか、今までどのくらい起こっているかということですか？」

A「ええ、持続時間は瞬間的な痛みであるとか、数分くらいの痛み、数時間、またはそれ以上持続している痛み等です。また、発症起点と頻度は今回初めてとか、1カ月に何回くらいの頻度であるか等です」

Q「胸が痛む状態とは？」

A「労作時や歩行時、安静にリラックスしている時、体位を変えた時、咳や深呼吸をした時等、どのような状態の時に痛みを感じるかで、これも大切な情報です。最後の痛み以外の症状とは、息苦しさやめまいのほか、胸やけなどの消化器症状等です」

このような痛みの感じ方、現れ方を詳しく訴えれば、対処が緊急を要するものか否かを含め、迅速な診断に役立ちます。

(2) 胸の痛みの原因となる主な病気

胸の痛みを発する主な病気をP. 99の表C-4に挙げてみます。表C-4には緊急性も出ていますが、これはあくまでも病気の診断がついてからわかることで、病院に着くまでは、それぞれの胸痛の緊急性はわかりません。

胸の痛みの原因となる病気で、命に直結する重大な病気のうち、頻度

[表C-4] 胸の痛みをひき起こす病気

病　名	原因となる臓器	緊急性
心筋梗塞	心臓	緊急受診
狭心症	心臓	できるだけ早く受診
大動脈解離	大動脈	緊急受診
肺動脈塞栓症	肺動脈	緊急受診
胸膜炎	胸膜・肺	できるだけ早く受診
気胸	胸膜・肺	できるだけ早く受診
肋骨骨折	肋骨	緊急性なし
肋間神経痛・筋肉痛	胸の骨格・筋肉	緊急性なし
帯状疱疹	胸部の皮膚	緊急性なし
逆流性食道炎	食道	緊急性なし
急性膵炎・胆石症	膵臓・胆のう	緊急受診
心臓神経症	メンタル疾患	緊急性なし

の高いものは心筋梗塞・狭心症といえるでしょう。また、心筋梗塞と同じくらい緊急性が高いですが、頻度の高くない病気が大動脈解離と肺動脈塞栓症です。すべての病気を詳しく解説することは医学書になってしまいます。本書では、一般の方が知っていて役立つ知識を簡単に述べるにとどめます。

(3) 心臓や大血管の病気
❶ 狭心症と心筋梗塞

　肥満、糖尿病、高血圧症、高脂血症が非常に増えています。これら生活習慣病は、全身の血管に動脈硬化を起こします。動脈硬化とは、血管が狭くなって血が固まって詰まりやすくなる状態で、心筋梗塞や脳梗塞の根幹となる病態となります。

　狭心症と心筋梗塞は、胸が苦しくなって、命にかかわる心臓の病気です。心臓を動かす筋肉に酸素を供給する血管、これを冠動脈（P. 100の図

C-2)といいます。この冠動脈が動脈硬化のために細くなり、酸素を充分送れないため胸が苦しくなるのが狭心症で、さらに進んで冠動脈が完全に詰まり、心臓の筋肉が死んでしまって心臓が止まるか、正常に動かなくなるのが心筋梗塞です。

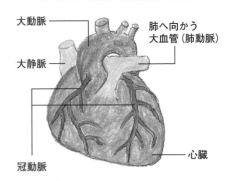

[図C-2] 心臓、冠動脈と大血管

冠動脈は大動脈から分岐し、心臓の表面を走行する。表面から心筋内にくい込み、心筋に酸素と栄養分を供給する

Q「症状はどうなんですか？やはり胸の心臓あたりが痛むのでしょうね？」

A「狭心症にしろ、心筋梗塞にしろ、典型的な症状は、前胸部中央から左胸あたりに起こる胸痛です。具体的に言えば、『胸が締めつけられる』『胸が上から圧迫される』というような特有の胸痛です。症状が軽い場合は、胸が圧迫されてつらい、または不安に感じるという程度のこともあります」

Q「症状はどのくらいの時間続くものですか？」

A「多くは何分間か続きます。3〜15分くらいで治まれば狭心症、20分以上も続くようだと心筋梗塞が疑われます」

心臓から発せられる胸痛、または前胸部圧迫感は、掌で"このあたり"というぐらいの拡がりがあります。指1本で"ここです"というようなものではありません。また、その症状は分単位で続きます。瞬間的、または数秒間の胸痛は、たとえキリリと強い痛みであっても肋間神経痛、または筋肉性の痛みで、心臓性のものではないことがほとんどです。

Q「狭心症や心筋梗塞の胸痛は胸の心臓あたりに出るのですね？」

A「いいえ、胸の心臓あたりとは限りません。みぞおちあたりに押さえられるような痛み、のどがつかえるなど、胃あるいは食道の病気と間違うような症状が現れることがあります。さらに顎や奥歯、肩から左腕にかけ、痛みやしびれが出る場合もあります」

次にどのような時に症状が出やすいかということですが、運動、食事、興奮・緊張、寒さなどが誘因となります。運動といっても、サッカーやテニスのような、それ相当の運動とは限りません。通勤途上で、最寄駅までの歩行中などに起こることもしばしばあります。

また、とくに何の動作もしていない安静時にも狭心症症状が出ることがあります。労作時の狭心症よりはむしろ、安静時に出現する狭心症は、それが本物の狭心症なら心筋梗塞に至る可能性が高く、要注意です。一旦は症状がおさまっても早いうちに受診する必要があります。

強い胸痛とショック状態を呈せば突然の心筋梗塞が考えられ、救急車による搬送が必要となります。

Q「狭心症の場合は、胸部症状は10〜20分くらいで一旦治まりますね？」
A「狭心症の発作は一旦治まりますが、そのあと放置してはいけません。症状の強さと、発作の起こった時間帯にもよりますが、症状と不安感が強い場合はすぐに、症状が何回目かで、さほど強くなく夜間に出た場合は、翌朝すぐに受診というように、ケースバイケースで対処すべきです」

❻ 大動脈解離と肺動脈塞栓症

Q「大動脈解離とは、何となく不気味な、怖そうな病名ですが、大動脈がどうなるのですか？」
A「胸部の大動脈の壁に亀裂が入り、大動脈の壁の内膜と外膜が解離（分離）されてしまう怖い病気です。突然発症することが多く、急性心筋梗塞と並ぶ超救急疾患です」

C 心肺系の胸部症状

Q「激烈な症状が出るのでしょうね？」

A「ええ、突然胸や背中に引き裂かれるような激しい痛みが出現します。大動脈解離の原因のほとんどは、心筋梗塞同様、動脈硬化が原因となって起こります。頻度は低いとはいえ、この恐ろしい病気の予防は心筋梗塞の予防同様、生活習慣病の対策にほかなりません」

Q「肺動脈塞栓症は肺動脈が塞栓する、つまり何かが肺動脈に詰まってしまう病気ですか？」

A「その通りです。下肢の静脈にできた血栓（深部の静脈にできる血の塊）が、静脈の壁から剥がれ、静脈のなかを心臓に戻り、さらに肺へ向かう肺動脈（P.100の図C-2）に入り、そこで肺動脈を塞ぐ病気です」

Q「下肢の静脈に、なぜ血の塊ができるのですか？」

A「最もよく知られている原因の一つにエコノミークラス症候群（P.157）があります。飛行機などの狭い座席で、脚を動かすことなく長時間過ごした場合や、大災害で避難中の車の座席で寝る場合にできやすいのです」

Q「血栓ができても、それだけでは胸の痛みが出るわけではないですね。それが流れてきて心臓から肺へ行く血管を詰まらせた時に症状が出るのですね？」

A「その通りです。長時間同一姿勢で座っていた人が、歩き始めた時など、体を動かした時にすぐか、または半日くらいして血栓が剥がれます。そして突然の胸の痛みが、呼吸困難、めまい、失神とともに起こります」

肺動脈塞栓症については、P.157の一口メモにも述べてあります。

(4) 肺や胸膜の病気

肺自体には痛みの神経がありません。一方、肺を包む胸膜には痛みを感じる神経が分布しています。肺の病変が胸膜にまで波及した時、肺の病気としての痛みを感じることになります。

Q「胸の痛みを呈する肺や胸膜の病気として、胸膜炎と気胸が挙げられていますね？ まず胸膜炎はどうして起こるのですか？」

A「胸膜炎は胸膜に炎症が起こることです。最も多いのは肺炎が拡大して肺から胸膜へ炎症が波及した時です。肺の中だけに肺炎が起こっても胸の痛みは出ませんが、胸膜炎にまで進展すれば胸の痛みが出ます」

Q「肺には痛みを感じる神経がないということですが、肺がんで胸の痛みが強いということはよく聞きますがどうなのでしょう？」

A「肺がん自体では胸の痛みが出ることはありません。しかし、肺がんが進行性で癌塊が大きくなり、胸膜に達した時に痛みが出ます。肺炎のケースと同じです。肺炎は治療で治りますし、痛みもすぐに消えます。肺がんによる胸膜刺激の痛みはしつこく続き、消失することはありません」

Q「気胸は肺に穴があく病気ですね？」

A「そうです。とくに若い痩せ型の男性に多いのです。もともと、肺に風船のようなもの（肺のう胞といいます）ができていて、それが破れるとそこから肺の空気が漏れ出し、漏れ出た空気によって胸膜が圧迫されます。そのため胸の痛みが出ます（P. 92の息切れの項でも記述）」

いずれの場合も、肺の病変といえども肺自体から痛みが発せられているのではなく、肺病変に胸膜が絡んだ時に、胸の痛みとして出現します。

(5) 胸部の骨、筋肉、神経から出る痛み

胸の痛みで受診される、最も多い原因は、これまでに述べた重要な臓器に原因のあるものではなく、この (5) 項で述べるもののようです。胸部に打撲や外傷を受けた際、肋骨骨折や筋肉打撲で当然胸の痛みが出ます。しかしこれは誰でも原因がわかるものです。一方、わかりにくい肋骨骨折もあります。激しい咳が続いた時に、肋骨が折れたり、折れないまでも肋骨に「ヒビ」が入った場合です。痛みはすぐには引かず、相当期間続きます。

また、無意識のうちに無理な姿勢をとったため、筋肉を傷めて、胸の痛

みとして感じることも多々あります。睡眠中の胸部の筋肉の捻挫などは誰もわかりませんので、「思い当たる節はないのに、昨日あたりから胸のこのあたりが痛い」といって訴えることになります。この肋骨の「ヒビ」や筋肉痛の場合は、安静時には痛みが弱く、体を動かした際、例えば体を前後左右に捻った時や、深呼吸、咳によって痛みが強くなります。また、指で押さえるとどこかに痛みの中心点があります。胸部の内部に病変がある場合は、指で押したぐらいでは痛みが出ません。検査なしにおおよその診断がつくことが多いようです。

(6) そのほかの「胸の痛み」の原因

　落とし穴のような病気に帯状疱疹があります。これは帯状ヘルペス（疱疹）ウイルスにより起こる、皮膚に水泡が出て痛む病気です。皮膚に水泡が出ればすぐにわかりますが、痛みは水泡の出る数日前から出ることがあります。皮膚に何ら病変がなく、圧迫しても痛くありません。数日後に水泡が出て、「あぁ、やはり帯状疱疹であったか」とわかることが珍しくありません（帯状疱疹についてはP. 201で詳述）。

　逆流性食道炎による胸の痛みは本書であちこちに出てきています。P. 45を参照してください。

　急性膵炎や胆石症の主な痛みの部位は上腹部ですが、胸部や背部にも波及することがあります。

　最後の心臓神経症は、検査で何も異常がないにもかかわらず、ストレスによって胸の痛み、動悸、息苦しさが出るメンタル疾患です。本人は不安でいっぱいでしょうから、心臓はじめ内臓に異常がないことを確認してあげる以外、対処の方法がありません。

D

頭部で感じる症状

● D-1　めまい

　一口にめまいと言っても、めまいの症状はグルグル回るめまい、ふわ〜っとふらつくめまい、立ちくらみで失神しそうなめまいという具合にいろいろです。症状もさまざまなら、その原因となる病気もいろいろあります。めまいを感じている人にとっては、めまいは非常に不安感が強くなる症状です。

● D-2　ふらつき

　ふらつきは、平衡感覚に異常を来し、足取りがおぼつかなくなる状態をいいます。"めまいやふらつき"というように、ふらつきはめまいと一緒に出現することが多いようですが、ここではふらつきについて述べます。

● D-3　耳鳴り

　耳鳴りとは、耳の外からの音の刺激がないにもかかわらず、音が聞こえるものをいいます。人によって耳鳴りの感じ方はさまざまです。それでは実際に音がしていないのにどうして音を感じるのでしょうか？　ここでは耳鳴りの原因と対処についての知識を持っていただきましょう。

● D-4　頭痛

　頭痛は非常にありふれた身近な病気です。生命に危険のない、怖くない頭痛から、すぐに対応しなければ命にかかわる怖い頭痛まで、その原因も症状もさまざまです。ここでは、頭痛の大部分を占める怖くない頭痛について主に述べ、怖い頭痛は簡単な説明にとどめます。

● D-5　肩こり

　健診の問診で最も頻度の高い訴えは、肩こりと手のしびれです。肩こりを病気とは考えていないことが多いようですが、毎日続く、不快な症状に違いはなく、その解消を願わない人はいません。日々の生活の質を落としかねない不快な肩こりについて、考えてみましょう。

D-1 めまい

　一口にめまいといっても、めまいの症状にはいろいろあります。症状もさまざまなら、その原因となる病気もいろいろあります。実際にめまいを感じていないのに、何かに驚いた時や困った時に、「あんなことをいわれて、一瞬めまいがしたわ！」と、軽い表現でめまいという言葉を使うことがあります。しかし、本当にめまいを感じている人にとっては、めまいは不快な症状であるだけでなく、非常に不安感が強くなる症状です。そこで、めまいについて徹底的に理解してみましょう。

(1) めまいのいろいろ

Q「めまいにはグルグル回る以外にもいろいろな出方があるようですね？」

A「そうです。大きく分けると、P. 107の表D-1に示しますように、Ⓐぐるぐる回る感じがする、回転性めまい、Ⓑふわ～っとする、浮動性のめまい、Ⓒ失神しそうな、つまり気を失いかけるめまいの3つがあります」

Q「めまいは病名ではなく、いろいろな訴え方のある症状なのですね？」

A「そうです。めまいの状態がいろいろですので、めまいを起こす原因も実にさまざまです。多くの病気からめまいという症状が出るのです」

Q「回転性のめまいでグルグル回る感じといっても、自分が回る感じと、天井などの周囲が回る感じがあるのですね？」

A「そうです。それからⒷのめまいは、回転性とまったく違って、めまいのような、めまいでないような感じです。ふわ～っとするような、何となく足許がおぼつかなく歩くのに不安があるような感じです」

Q「Ⓒのめまいは立ちくらみのことですね？」

A「そうです。坐位から急に立ち上がる時に起こる立ちくらみ型のめまいです」

　めまいの対処・治療は当然のことながら、めまいの原因を知らねばなりません。医師は原因となる病気を診断する際、まず患者が訴えるめまいはど

のようなタイプか、回転性か、ふわ〜っとする浮動感か、または失神しかける型かを見極める必要があります。そのためにも、患者は自分のめまいを冷静に正しく訴えることが大切です。

(2) めまいの原因

めまいの原因となる病気は多々あります。不快な症状を訴えて受診されるめまいでも、それは日常よく起こるめまいで、生命の危険につながる病気に起因するめまいではないことが多いのです。でも、なかには危険な病気によるめまいもありますので、めまいを軽視することはできません。

めまいの原因を説明する前に、めまいをひき起こす体の部位を知っておきましょう。私達の身体には姿勢のバランスを保つ機能が備わっています。

[表D-1] さまざまなめまいの感じ方と原因となる病気の種類

Ⓐ 回転性めまい―グルグル回るめまい

主な感じ方	原因となる主な病気
*自分がグルグル回る(目が回る) *周囲がグルグル回る(天井が回る等)	①良性(発作性)頭位性めまい ②メニエール病 ③突発性難聴 ④片頭痛 ⑤小脳・脳幹の血管障害

Ⓑ 浮動性めまい―ふわ〜っとふらつくようなめまい

主な感じ方	原因となる主な病気
*身体がふわ〜っとしてふらつく *まっすぐ歩けない *宙に浮いた感じで足が地につかない *船で揺られているような感じ	①高血圧 ②自律神経失調症、低血圧 ③筋緊張性頭痛 ④更年期障害、ストレス、過労

Ⓒ 失神性めまい―立ちくらみ型のめまい

主な感じ方	原因となる主な病気
*急に立ち上がるとフラッとする *目の前が真っ暗になる *頭から血が引く感じがする *時には失神する(気を失う)	①起立性低血圧(健常者) ②起立性低血圧を来す特殊な病気 ③長期臥床後

この機能を担っている場所は耳で、耳のなかでも一番奥に位置する内耳の部分です。中学生の頃に学校で習った三半規管という言葉を覚えておられる人が多いのではないでしょうか？ 内耳は音を聴く働きを持つ蝸牛管を備えています。そのほかに、三半規管が中心となって平衡感覚を保つ働きをしています。内耳の構造と三半規管、蝸牛管については、P.121の図D-2を参照してください。平衡感覚は内耳によって担われていますので、内耳に異常が起こりますと、体のバランスを維持できなくなり、めまいが起こります。いわゆる、耳に原因があるめまいです。次に脳梗塞など、脳や神経に異常が起こった場合や、血流・血圧の変動によってもめまいが生じます。さらには不安やストレスなどのメンタル失調も原因となることがあります。

ⓐ 回転性めまいの原因

Q「回転性のめまいの原因となる病気はいろいろですね？」

A「そうです。耳に原因がある場合と、脳に原因のある場合があります」

Q「原因が耳にあるか、脳にあるかで病気の重さが違うのでは？」

A「その通りです。耳に原因のあるめまいは生命の危険に直結しません。脳に原因があって生じるめまいは、当然のことながら生命の危険を伴います」

まず、脳に血管障害、つまり脳梗塞や脳出血が起こった場合です。大脳に梗塞・出血などが起こりますと、脳の患側と反対側の顔面から四肢に麻痺が生じます。顔にしびれ感が出て、ろれつが回らなくなり、上肢や下肢が動かなくなります。めまいも生じるでしょうが、運動麻痺としびれで、めまいどころではなく、救急受診を要する緊急事態となります。もっとも梗塞部位が小さければ、四肢の一部の軽い麻痺で治まりますが、その場合はめまいは軽いか、無しかの程度です。

一方、小脳・脳幹の梗塞・出血では、四肢の麻痺は出ませんが、ものすごく強い回転性のめまいと嘔吐が出現し、ずっと続きます。このめまいはかなり激しいもので、大きな苦痛と不安を伴うので、ただならぬことが本人

も周囲もすぐわかります。この場合も救急受診となります。

Q「脳梗塞のうちでも、小脳梗塞は手足は動かせるのに、かなり激しいめまいが出現することが特徴なのですね。よくわかりました。ほかの回転性のめまいの原因となる病気は耳の異常で起こるのですか？」

A「そうです。代表的なものが、良性頭位性めまいとメニエール病です」

Q「メニエール病という病名はよく見聞きしますが、良性頭位性めまいは聞いたことがありません」

A「でも良性頭位性めまいは、メニエール病より頻度は高いのです」

　一般に耳に原因のあるめまいは、不快ではあっても生命の危険を伴わないめまいで、日常よく起こります。それにはまず、「良性（発作性）頭位性めまい」といって、頭の位置を急に変えた時に起こる回転性のめまいがあります。頭位を変えた時に出ますので、詳しくは「頭位変換性めまい」ともいいます。1分ぐらいで治まりますし、頭を動かさなければ起こりません。例えば朝、起床時に起き上がろうとしてすぐ感じますが、しばらくすると一旦は自然に治るめまいはこれにあたります。

　次に、女性に多い「メニエール病」も内耳の異常によって起こるめまいです。メニエール病では、強い回転性のめまいが突然起こり、1〜2時間ぐらい続きます。この場合は、耳鳴りや難聴が一緒に現われます。過労や睡眠不足がもとになっていることが多いようです。何度も経験した人は、自分で「またメニエール」とわかるようです。

Q「良性頭位性めまいとメニエール病は内耳異常によるめまいとのことですが、内耳のどのような異常かわかっているのですか？」

A「ええ、大まかにはわかっています。良性頭位性めまいは、内耳の耳石の異常です。内耳には三半規管と蝸牛管があると前述（P.108、イラストはP.121）しましたが、それら2つの小器管の間に耳石器があります。ここに、

D　頭部で感じる症状

体を動かす時に生じる加速度を感知する耳石が納まっています。この耳石が耳石器から剥がれ、三半規管に迷い込んだ時にめまいが起こりますが、これが良性頭位性めまいです」

Q「ちょっとややこしいですが、やはり内耳の異常に違いはないですね。次のメニエール病の原因は？」

A「内耳はリンパ液という液体で満たされています。リンパ液が増えすぎて内耳がむくんだ時に起こるめまいがメニエール病です。このような専門的なことはどうでもよいでしょう。対処は耳鼻科の先生にお願いするのですから」

耳の病気といえば、ほかに突発性難聴があります。下の一口メモに簡単に説明してありますが、ある日、ある時突然に片方の耳が聞こえなくなる病気です。原因はまだよくわかっていません。この突然の難聴には耳鳴りとともにめまいが伴いますが、めまいより、耳が聞こえないことの方が大変でビックリします。そのほか、耳の病気ではありませんが、強い片頭痛（P.130）には吐き気とめまいが伴います。

一口メモ　　突発性難聴

突発性難聴とは、ある日突然に片耳が聞こえなくなる病気です。何の前触れもなく、また思い当たる理由もなく、耳鳴りとめまいを伴う高度な難聴が突然起こるのが特徴です。40〜50代で、発病前に寝不足や多忙な生活が続き、精神的、肉体的ストレスや極度の疲労がたまっている状況で起こりやすいようです。

突然の片耳の難聴に気付いたら、突発性難聴を疑ってすぐ耳鼻科を受診しましょう。早く治療をスタートすれば治る確率が高いのですが、1ヵ月も放置して治療を始めると、症状の改善は難しくなります。

ⓑ 浮動性めまいの原因

Q「このタイプのめまいには血圧の変化が関係するようですね？」

A「そうです。血圧が高くても低くても、ふわ〜っとする感じのめまいが起こります」

Q「それから過労やストレスなど、病気ともいえない体調不良でもこのタイプのめまいが出るのですね？」

A「そうです。なんとなくぼんやりした原因が多いともいえますね」

このタイプのめまいの原因となる、主な病気・状況を説明します。まず血圧が急に上昇しますと、脳血管障害が起こっていなくても、「頭がふわ〜っとする」などのめまい感が生じることがあります。例えば、毎日血圧を測定している高血圧症の人が、今日は何だか変だと感じて測定してみたところ、いつもよりかなり高かったというように現われることがあります。

逆に血圧が下がり過ぎても、ふわ〜っとした浮動性のめまいが生じます。降圧剤を服用している高血圧症の人が、いつも通りに降圧剤を服用していても、その日の体調の具合で血圧が下がり過ぎて、このような症状が出ることは珍しくありません。

また、普段は低血圧の人が、朝礼などで立ち続けたり、蒸し暑いなかを歩いていて浮動性の不快なめまいを感じることもよくあります。これは血圧を一定に保とうとする自律神経の働きがうまく作動しない、俗に自律神経失調症といわれるものです。頻度としては多いですが、とくに心配な原因があるわけではありません。

ⓒ 失神性めまいの原因

座っている、または横になっている状態から急に立ち上がった時に、頭に届く血液の量が急に減少して気が遠くなったり、時には失神したりします。起立性低血圧、いわゆる立ちくらみというめまいです。誰でも立位になると脳への血流が急に減ります。それに対し、血圧を上げてそれを代償しよう

とする血圧調節反応、つまり自律神経の反応が起こるのですが、この反応がうまく起こらないことが原因です。普段から低血圧症の人で、かつ季節的に血圧が低くなる夏場によくみられます。重大な、または特殊な病気を抱えていなければ起立性低血圧はとくに大きな問題にはなりません。

(3) めまいの対処

　繰り返しになりますが、めまいの原因となる病気はさまざまですので、その原因により当然めまいの対処は違ってきます。すぐ救急受診しなければならないケースから、不快でも、緊急性のないものまで、対処はさまざまです。

Q「実際にめまいを感じたらどうすればよいですか？」
A「怖いめまいは、<u>小脳梗塞・出血</u>などにより起こる回転性のめまいです。この場合は、めまいや嘔気が激しく、すぐ救急受診をしなければなりません。周囲も本人も症状の重篤度や、救急受診の必要性はすぐわかります」
Q「そのほかに受診を考えるべきケースは？」
A「高血圧症の人が、何となくふわ〜っとして変だと感じ、血圧もいつもより高くなっている場合も、何かが起こっているかもしれません。受診する方がよいでしょう」
Q「<u>メニエール病のめまいは相当きついようですが？</u>」
A「生命の危険はないとはいえ、最初に経験する場合は不安感、不快感は相当なものです。最初に突然起こった時はメニエール病かどうかもわかりませんし、回転性のめまいが強いため、救急受診が望まれます。すでに何回か経験があり、メニエール病と診断されていれば、慌てることはありません」
Q「<u>良性頭位性めまいはどう対処すればよいですか？</u>」
A「このめまいも最初に起こった場合は、不安感が大きいでしょう。このめまいの診断がついて初めて緊急性がないことがわかるのです。すぐに受診するのがよいと思います。それにこの病気の治療は迷入耳石を元に戻す

独特の治療法があります。耳鼻科専門医にお願いすべきです」

　良性（発作性）頭位性めまいと自律神経の機能失調によるめまいが、日常最もよくみられるめまいです。しかしめまいの診断は難しいことがしばしばあります。例えば、軽症の小脳梗塞では回転感がなく、なんとなくはっきりしないめまいの場合もあり、診断が非常に困難なこともあります。急にめまいを感じ、それが日頃経験する立ちくらみやふらつき感でない場合は、重い病気が潜んでいる可能性があるため、受診が望まれます。

(4) めまい予防のための日常生活の注意

　一般に怖いめまいの原因となる小脳梗塞などの病気は、高血圧症や糖尿病等の生活習慣病に起因します。それらの根本的な病気の治療をきちんと受けるとともに、夏場や夜間の脱水に気をつけましょう。とりわけ、夏場にスポーツやサウナで多量の汗をかいた後に脱水状態になり、それが直接のきっかけで小脳梗塞が起こりやすくなります。

　自律神経失調症による血圧調節能の低下、あるいは体質的な低血圧によるめまいは、精神的ストレスや肉体的疲労の蓄積に伴って現れることが多いようです。食事、睡眠を含めた規則正しい日常生活を送ること、適切な運動で血圧調節力を高め、血液の循環をよくすることに努めましょう。実際、低血圧の人でめまい症状が出やすい人は、日頃からほとんど運動しない人が多いように見受けます。一般に、疲労が溜まってくると、症状が出やすくなります。症状は心身の疲労のアラームと考え、疲労の除去を考えましょう。

D-2 ふらつき

　ふらつきは、平衡感覚に異常を来し、足取りがおぼつかなくなる状態をいいます。しばしば"めまいやふらつき"というように、ふらつきはめまいと一緒に訴えられることが多いようです。しかし厳密にいえば両者の症状の出方には少し違いがあります。代表的なめまいの病気であるメニエール病では、強烈な回転性のめまい（天井が回る、または自分の目が回る）が出ます。この場合は足取りがおぼつかないどころか歩けません。ふらつき以前の問題として、強いめまいが訴えの大部分を占めます。一方、睡眠不足のうえに朝食を抜いたりして体調不良で何となく元気が出ない時に感じるふらつきでは、めまいという訴えはほとんどないか、弱いようです。

　主たる症状となるめまいについては前項で述べてあります。ここではめまい感が弱い、日常よく感じるふらつき、つまりめまいと異なり、とくに大きな問題が潜んでいないことの多いふらつきについて述べることにします。

(1) 日常生活で起こるふらつきの原因

　人間の血圧は、一定ではなく常に上がったり、下がったり変動しています。血圧が下がり過ぎると、ふらつきが出ます。血圧が下がる要因は、次項に述べるように多々あります。とりわけ従来より低血圧気味の人は、血圧を下げる要因により、従来よりさらに低血圧となり、ふらつきが出やすくなります。ふらつきの最も多い原因が血圧の低下です。

　次に、高齢になるにつれて程度はさまざまですが運動能力が低下してゆきます。運動能力のなかでも筋肉量が減少し、筋力が低下する病気が、"サルコペニア"で、これが最近大きな問題となっています。サルコペニアとは筋肉減退による運動能力の低下です。歩く速度が遅くなるということが一つの症状ですが、進行すれば当然踏ん張る脚の力が弱くなります。そうしますと、足許がおぼつかなくなり、ふらつき感が出ることになります。

　めまいの主たる原因が内耳の平衡感覚を司る三半規管（P. 121）にある

のに対し、内耳に異常がなくても、血圧の変動や、体を支える脚力の変化でふらつき感が起こることになります。

(2) 血圧低下を来す要因

Q「血圧はさまざまな要因で上下するのですか？」

A「そうです。まず大きな変化として、季節変動があります。一般的には血圧は寒い冬に上がり、暑い夏には下がります」

Q「夏に下がる原因は？」

A「図D-1に示しますが、気温が高いと体温も上がります。体は熱を放散するために、血管を拡げます。血管が拡がると血圧は低くなります。もう一つの熱放散のメカニズムとして、汗をかいて体温を下げようとします。汗をかくと水分と塩分が体外へ出ることになり血圧が下がるのです」

高血圧の代表的な治療薬（降圧剤）に、血管を拡張させるもの、利尿剤のように水分を排泄させるものがあります。私達の体は、暑い夏には、降圧剤の作用と同じことをしているのです。もちろん降圧剤ほど強力な血圧低下は来しませんが、本質的には同じことで、夏に血圧が低くなることはこれでおわかりでしょう。

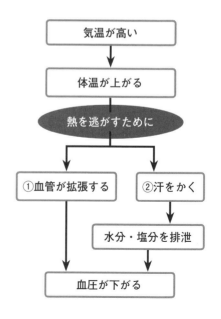

[図D-1] 夏場に血圧が下がる原因

Q「誰でも暑いと血圧が下がるのですか？」

A「血圧自体は誰でも冬より夏に

低くなります。でも血圧低下による症状が出やすい人は、体質的に元々血圧が低めの人で、夏にはさらに低くなるのです」

Q「症状はふらつきだけですか？」

A「ほかにもいろいろな訴えがあります。体がだるい、朝起きられない、または午前中は何となく体がしっくりしない、立ちくらみをするなどの症状が、日中のふらつき以外にも起こります」

　若い女性は低血圧気味の人が多いのです。したがって夏場の低血圧により、このような症状を訴える人は若い女性に多いようです。でも若い女性だけではありません。高齢者も注意が大切です。一般に高齢者は血圧の調節力が低下していますので、普通では問題にならない程度の血圧の低下で症状が出やすくなります。

　血圧の季節変動に関してもう一つ重要なことがあります。それは高血圧で服薬治療を受けている人における血圧変化です。

Q「降圧剤は一般には一年中同じ薬を、同じ量服用するのですか？」

A「非常に良い質問です。冬場と同じ薬を夏に服用すると、血圧が下がり過ぎることがあります。本来の血圧の季節変動があるからです。とくに高齢者は下がりやすいので、要注意です。その対策は"対処"の項で述べます」

(3) 筋力低下を来す要因

　筋肉の量が減り、筋力が低下すれば当然運動機能が落ちてゆきます。筋力低下は、基本的な運動機能としての歩行速度の低下に現れるようになります。さらに進んで足取りがおぼつかなくなり、少しよろけたり、ふらつきを感じたりするようになってゆきます。

Q「年齢とともに、誰でも筋肉が衰え、筋力が低下してゆくものですか？」

A「人は誰でも40歳頃から筋肉量が減少してゆきます。ですから高齢者で筋

力がある程度低下するのは仕方ありません。しかし、後期高齢者で平均より筋肉の減少程度が高度で、身体機能の障害が出てくると、仕方がないでは済まされません。そのような人が増えているのです」

Q「なるほど、その人たちの病的状態がサルコペニアなのですね」

A「そうです。判定規準にもよるでしょうが、40歳以上で男女とも20％、80歳以上では50％ぐらいの人がサルコペニアに該当するという報告もあります」

Q「サルコペニアの原因はわかっているのですか？」

A「サルコペニアとしていくつかのタイプがあります。原因がよくわかっているサルコペニアとして、寝たきりで運動しないために筋肉が衰える、つまり廃用萎縮によるサルコペニアがあります。一方、明らかな原因がわからず、加齢とともに何となく起こってくるのが加齢性サルコペニアです」

　加齢性サルコペニアの原因、症状、対策は、別項（P.193）の高齢者の筋力低下で説明しています。重複しますが、ここでも簡単に説明しておきます。まず、加齢性のサルコペニアの原因です。筋肉は蛋白質からできているので、常に蛋白質を補給しなければなりません。ところが高齢になってゆくにつれ、肉を食べる量が減るなど、良質の蛋白質摂取量が低下します。原料不足のため筋肉量は減少します。また、適度な運動は筋肉の蛋白質合成を刺激しますが、一般的には年齢とともに運動量が減るため、筋肉蛋白質の合成が低下します。さらに、年齢とともに活性酸素が溜まりやすくなり、活性酸素によって筋細胞が障害されて筋肉蛋白質の分解が亢進してゆきます。これらが合わさって筋肉量が低下してゆくのです。

(4) ふらつきの対処

　ここで述べるふらつきは、血圧低下、または筋力低下が原因となっており、服薬などの特別な治療を要するものではありません。主に日常生活での注意、努力で充分対処してゆけるものです。

Q「まず、若年女性に多い低血圧によるふらつきに対してはどうですか？」

A「血圧を下げる薬はあっても、上げる薬はありません。また、低血圧症であっても積極的に上げる必要もありません。低血圧の人は夏場にさらに血圧が下がって症状が出やすくなるのはある程度仕方ありません」

Q「でも、できるだけ下がり過ぎないようにする対策はないですか？」

A「過労、夜更かし、睡眠不足、朝食抜き、過度のダイエットなどは血圧低下を起こしやすくなります。このようなことを避け、規則正しい日常生活を送ることが第一歩です」

Q「それでふらつきは軽減しますか？」

A「必ず良くなるとは言えないかもしれません。もう一つ方法があります。それは日頃から運動する習慣を身につけることです」

　若い女性で、日頃からあまり運動しない低血圧気味の人にふらつき感を主とする体調不良が起こりやすいようです。運動は血圧の自己調節能力を高めます。運動を続けることによって、血圧の調節力が高まると、下がり過ぎが軽減され、ふらつきを含む症状が出にくくなります。

Q「高血圧治療を受けている人も、夏場の血圧低下に要注意ですね？」

A「そうです。とくに高齢者では夏場に低くなる人がいます」

Q「ふらつき感が出れば主治医に訴える必要がありますね？」

A「ええ、でもふらつき感が出る前に主治医に相談する方が良いのです」

Q「症状もないのに、何をどう相談するのですか？」

A「高血圧症の人は、自分で自宅で毎日血圧を測るべきなのです。それで血圧が低めになってきたら、ふらふら感がなくても相談すべきです」

　高齢者は自分で気付くふらつき感がなくても、同じ量の降圧剤で夏場に血圧が低くなっていることがあります。踏ん張る力も低下傾向にある高齢者はふらつき感が出て転倒したら大変です。その前に血圧が低いことだけ

でも主治医に告げましょう。

Q「サルコペニアは治療できるのですか？」
A「治すというよりも筋肉量を増やし、筋力を改善することは充分可能です（この点についても、重複しますがP. 193の高齢者の筋力低下の項で述べています）」
Q「食事と運動で改善できそうですね」
A「そのとおりです。しかし、食事の摂り方と運動の内容が重要です。メタボリックシンドロームの食事と運動指導とは少し異なります」
Q「どのように違うのですか？」
A「食事については、筋肉を作るために必要な蛋白質を充分摂ること、運動は漫然とカロリー消費のために有酸素運動をするのでなく、筋肉に負荷をかける運動が必要です」

　筋肉の原料は蛋白質です。食事で蛋白質を摂って、それを胃腸でアミノ酸に分解した後、アミノ酸を吸収して、そのアミノ酸を使って筋肉で筋肉蛋白質を合成します。アミノ酸は20種類あります。筋肉蛋白質を作るのには3つの重要なアミノ酸が必要で、肉や乳製品に含まれるので、これらを摂り入れなければなりません。肉を充分食べられない方には、筋肉に必要なアミノ酸をサプリメント製剤で補給することが良いかもしれません。
　また、運動もメタボの運動はウォーキングなどの有酸素運動で充分ですが、サルコペニアの予防・治療の運動は、ジムでマシンを使って筋力を鍛えるレジスタンス運動を組み入れる必要があります。レジスタンス運動によって筋肉内で筋肉蛋白質合成の刺激が生まれ、筋肉が作られるのです。

D-3 耳鳴り

　耳鳴りとは、耳の外からの音の刺激がないにもかかわらず、音が聞こえるものをいいます。ボーンという低音のモーター様の音だったり、キーンという飛行機様の音だったり、人によって感じ方はさまざまです。

　大規模な調査によりますと、耳鳴りを感じたことがある人は、人口の約2割ぐらいといわれるほど、この症状は身近なものです。そのうち日常生活に苦痛を感じたり、睡眠の障害になったりする耳鳴りは10％以下のようです。

　さて、それでは実際に音がしていないのにどうして音を感じるのでしょうか？ 不快な耳鳴りを治す方法はあるのでしょうか？ ここでは耳鳴りの原因と対処についての知識を持っていただきましょう。

(1) 音を伝え、音を感じる仕組み

　耳鳴りの原因を考える前に、音はどのようにして耳から脳に伝わり、脳で音として感じるのかを知っておきましょう。P.121の図D-2に耳の構造のイラストを示してあります。耳は「外耳」、「中耳」、「内耳」の3つの部分に分かれています。外耳は、耳介（耳たぶ）から鼓膜まで、中耳は空洞の小部屋のようなもので、そのなかには音の振動を伝える3つの耳小骨があります。中耳の奥は骨です。そこの骨の中に聴覚と平衡覚を感受する装置が収納されており、その部分が内耳です。イラストにあるように、カタツムリのような形をした管（蝸牛管）が聴覚を感知する器官で、3個の半輪形の管（三半規管）が平衡覚を感受する器官です。

　音の振動は、耳孔から外耳道を通り、「鼓膜」を震わせます。鼓膜の震えは鼓膜とつながる中耳の「耳小骨」に伝わり、さらに増幅されて耳小骨の奥にある「蝸牛」へと伝えられます。蝸牛の中はリンパ液で満たされています。音の振動はこのリンパ液を介して感覚細胞に伝わります。感覚細胞は、受け取った振動を電気信号に変換し、内耳神経のうちの「聴神経」へ送り、その信号が大脳に伝わることで、音が認識されることになります。

[図D-2] 耳の構造

内耳において、聴覚は蝸牛管で、平衡覚は三半規管で感知される

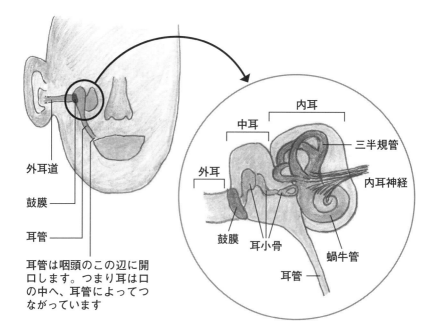

耳管は咽頭のこの辺に開口します。つまり耳は口の中へ、耳管によってつながっています

(2) 耳鳴りはなぜ起こるのか？

Q「耳鳴りって不可解なものですよね。音がしていないのになぜ音を感じるようなことが起こりうるのですか？」

A「その通りです。耳鳴りのメカニズムはまだ完全に明らかにされていません」

Q「でも、どこかに悪いところがあるのでしょう？」

A「ええ、音の振動が伝わる外耳→中耳→内耳→聴神経→脳というルートのどこかに異常が生じることで、耳鳴りが起こると考えられます」

Q「図D-2の外耳、中耳、内耳のどこの異常でも発生しますか？」

A「そうです。例えば年齢に関係なく、子供や若い人もかかる中耳炎や、風邪をひいた時、耳管（図D-2で中耳と咽頭をつなぐ管）が炎症で詰まった

りした時に耳鳴りが起こります。でもこれらの場合の耳鳴りは原因となる病気が軽快すると、すみやかに消失してゆきます」

Q「メニエール病では強いめまいとともに、耳鳴りも出るようですが？」

A「そうです。よくある耳鳴りの病気はメニエール病と突発性難聴ですね。これら2つは内耳の病気です。耳鳴りの原因はいろいろありますが、一般には内耳の障害を契機として起こるものが多いのです」

メニエール病は耳鳴りも出ますが、それよりもっと強烈な症状がめまいです。めまいによる不安と苦痛で耳鳴りどころではありません。めまいが軽快すれば耳鳴りも治まります（P. 109のメニエール病参照）。

ある日、ある時、突然に片方の耳が聴こえなくなる「突発性難聴」では、突然片耳が聴こえなくなるとともに耳鳴りが出現します。この場合も、耳鳴りよりも難聴でびっくりして、耳鳴りどころではないようです。突発性難聴についてはP. 110の一口メモを参照してください。

Q「メニエール病や突発性難聴は耳鼻科で治療を受ければ治りますか？」

A「ええ。メニエール病も突発性難聴も治りますし、主症状のめまいや難聴とともに耳鳴りも消失してゆきます」

Q「これらの病気では、それが治れば耳鳴りが消えるのですね。でも、世の中には何カ月も、何年も耳鳴りが続いて悩んでいる人が多いようですが？」

A「その通りです。上述の中耳や内耳の病気と関係なく、いつからとはなく耳鳴りを感じるようになって長年続いている、このような耳鳴りが一番多いと思います。この耳鳴りを次項で考えましょう」

(3) 原因のよくわからない耳鳴りのメカニズム

はっきりした原因がなく、いつからとはなく起こってくる耳鳴りは、一般には内耳の障害を契機として起こることが多いようです。

Q「その内耳の障害はわかっているのですか？」
A「残念ながらほとんどわかっていません。考えの域を出ません」
Q「内耳で何かが起こって耳鳴りが生じる……、説明にもなりませんね」
A「充分な説明にはなりませんが、図D-3のように理解してください」

そもそも音は空気の振動ですが、その振動が外耳から中耳を介して内耳の蝸牛に伝わると、ここで神経によって伝えられる電気信号に変換されます。図D-3❶にあるように、外からくる音の信号は聴神経によって、電気信号として脳に伝えられます。内耳に何らかの障害が起こると、外からくる音とは無関係に内耳で異常な電気信号が生まれ、それが伝えられるのが耳鳴りと考えられるのです（図D-3❷）。つまり、耳鳴りは外界からの音刺激とは無関係に、内耳で発生した異常な電気信号と考えられます。

Q「図D-3を見ていると何となくわかるような気もしますが、無理やり納得させられるような感がないでもありません」

[図D-3] 内耳障害によって発生する異常信号が耳鳴りの原因となる

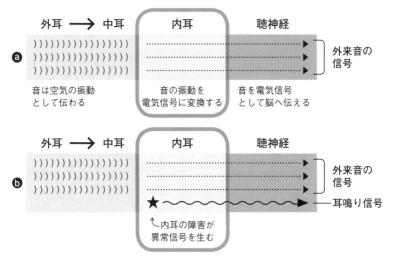

D 頭部で感じる症状

A「耳鳴り発生に関する、一応の考えですから、この説明で何となくわかる程度なのは仕方ありません」

Q「冒頭で、2割ぐらいの人が耳鳴りを感じたことがあるという調査結果があるようですが、耳鳴りを感じやすい何らかの要因もあるのでしょうか？」

A「ええ、良い質問です。その要因について次項で述べます」

(4) 耳鳴りを感じやすくする要因

耳鳴りが聴こえるという場合、検査すると、その多くに難聴が認められます。実際、内耳の障害で発生するメニエール病や突発性難聴では、耳鳴りだけではなく難聴を伴っています。

Q「耳鳴りも難聴も、聴覚を伝える神経（P. 121の図D-2の内耳神経の一部を成す聴神経）の異常ですね。聴力が関係してくるのですね？」

A「そうです。突発性難聴のように、まったく聞こえなくなるような難聴ではなく、自覚的に少し耳が遠いとか、聴力検査で聴力低下が認められる程度でも、関係するのです」

Q「ごく弱いレベルの聴力低下で耳鳴りが起こりやすいのですか？」

A「そうです。次のように考えられています」

内耳から脳へ聴覚を電気信号として伝える聴神経に異常があって聴力が低下すると、脳はもっと強く電気信号を受け取って聞こえをよくしようと聴神経の感度を高くします。その結果、ごく弱い電気信号までキャッチしてしまいます。内耳の障害で生まれた、ごく微弱の異常信号は、本来なら受け取られないのに、聴神経の感度が高くなっている状態では、脳でキャッチされてしまい耳鳴りとなるのではないかというのが、もっとも高い可能性として考えられています。

Q「聴神経や脳の感受性の問題で、耳鳴りが感じやすくなるのでは、対処も

困難ですね？」
A「そうですね。人は誰でも年齢とともに聴力が低下してゆきますからね」
Q「ほかにも耳鳴りを発生しやすくする要因はありますか？」
A「ええ、あります。ストレスや自律神経の失調などです」

　過度なストレスがかかりますと、自律神経のうちの交感神経が興奮して、血圧が高くなったり、脈が速くなったりします。その結果、脳の血流が増加し、頭痛やのぼせが出ます。それに加えて、内耳の血流も増えることになり、耳鳴りも出やすくなります。

(5) 耳鳴りの治療法、改善法

　中耳炎はもとより、メニエール病や突発性難聴に伴う耳鳴りは、それぞれの病気に対する治療により改善してゆきます。一方、何となく、いつからとはなく起こってくる耳鳴りの治療は困難なことが多いようです。実際、耳鳴りで耳鼻科を受診された患者さんから、「よくなった、治った」という声はほとんど聞こえてきません。これまで長々と、耳鳴りの原因や要因についての説明を読んでいただいたのに、「何だ！耳鳴りを治す方法はないのか！」と不満を持たれることでしょう。誠に残念ですが、それが実状です。

Q「新聞や雑誌の広告で、耳鳴りが治った！ というものがありますが……」
A「ええ、そのような広告は、漢方薬やサプリメントを中心にたくさんあります」
Q「本当に効果はあるのですか？」
A「ある内服薬が、ある方の耳鳴りによく効いたという報告はたくさんあります。しかし一律に誰にでも効くというような薬はまだありません」
Q「漢方薬でもそうですか？」
A「耳鳴りに有効という漢方薬はいくつかあります。しかしこれもすべての人に効くわけではありません。2週間程度試してみる価値はありますが」
Q「ほかには方法はないのですか？」

🅐「補聴器を使うことと、TRT療法という手段が残されています」

　耳鳴りには多くの場合、難聴を伴っていることは先に述べました。難聴のため、聴神経の感度を高くしようとしているため、余計な音を耳鳴りとして拾ってしまうという考えです。そのため、補聴器で聴神経の感度をコントロールすれば、耳鳴りも少し軽減するということになります。耳鼻科の先生方は、以前から経験されているとのことです。
　さらに最近はTRT療法という対策が出てきているようです。

🅀「TRT療法とは何ですか？」
🅐「平たくいうと、『耳鳴り順応療法』と訳されています。意味は耳鳴りを消す治療ではなく、耳鳴りに慣れて気にならないようにする治療です」
🅀「何か心理療法みたいですね」
🅐「そうですね。耳鳴りについてのカウンセリングを受け、そのあと、耳鳴りを意識しないように習慣づけてゆく、長期作戦の治療です。普段は冷蔵庫やエアコンの雑音に慣れて気にならなくなっています。耳鳴りの音もそのような雑音として気にならなくさせようという手段です。すぐには効果が出ません。根気の要る治療です」

　耳鳴りが気になる時は、一度は耳鼻科の先生に診ていただくのが良いでしょう。なかなか治らないことが多いようです。でも耳に特別な異常がなければ、時間をかけて慣れてゆくのが一番賢いことかもしれません。これは自分自身で行える、一種のTRT療法となるのではないでしょうか？

D-4 頭痛

　頭痛は非常にありふれた病気です。病気というべきかと思われる程度の軽い頭痛を含めますと、15歳以上の日本人の3割ぐらいは、いわゆる「頭痛もち」といわれています。これほど身近な病気の頭痛ですが、その原因も症状もさまざまです。頭痛のほとんどは生命に危険のない、怖くない頭痛ですが、一部にはすぐに対応しなければ命にかかわる怖い頭痛があります。身近な症状からの病気を扱う本書では、頭痛の大部分を占める怖くない頭痛について主に述べ、怖い頭痛は簡単な説明に留めます。

(1) 頭痛を感じる頭部の部位・組織

　頭部で痛みを感じるのが頭痛ですが、実は脳や頭蓋骨は痛みを感じません。痛みを感じる神経がないのです。

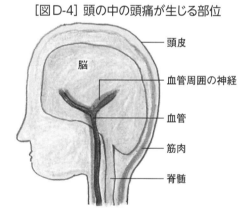

[図D-4] 頭の中の頭痛が生じる部位

Q「脳で頭痛を感じなければ、頭部で痛みを感じるのはどこなのですか？」

A「頭の中の太い血管や神経（三叉神経）、頭の皮膚、首から頭にかけての筋肉、頭蓋骨や脳を包む外側の硬い膜で痛みを感じます」

Q「頭痛を感じると脳そのものに何か起こっているのではないかと心配になりますが、脳の中の血管や神経が刺激されて痛みを感じるのですか？」

A「そうです。それとともに、頭皮や後頭部の筋肉に発生する痛みを、頭痛として感じやすいようです。実際、筋肉痛による頭痛の頻度が高いのです」

D 頭部で感じる症状

(2) 怖い頭痛

怖い頭痛は脳に重大な異常があるために起こってくる頭痛です。一方、怖くない頭痛は、脳に特別の原因がなく起こる、いわゆる「頭痛もち」の頭痛で、慢性的な頭痛です。慢性的といいましても、毎日頭痛が続くとは限りません。何年もの間にわたって、時々起こる、またはたびたび起こるというような頭痛です。主なものを表D-2に挙げます。

[表D-2] 怖い頭痛と怖くない頭痛

怖い頭痛の原因 (生命の危険がある)	くも膜下出血などの血管障害、脳腫瘍、髄膜炎等
怖くない頭痛の原因 (生命の危険がない)	片頭痛 緊張型頭痛 群発頭痛

Q「怖い頭痛は、恐ろしい病気が原因にあって起こる頭痛ですね」

A「そうです。その原因となる病気の代表格はくも膜下出血です。典型的な症状は、今まで経験したことのない突然の激しい頭痛で、時には意識を失い、本人はもとより、周囲の人にもただならぬ異常がすぐにわかります」

Q「突然、脳の血管が破れ、出血するようですが、脳出血とは違いますね?」

A「ええ。脳出血は脳の血管が、長年にわたる動脈硬化によって傷んでいるところが破れるのです。一方、脳の血管(動脈)に先天的に弱い所があり、そこが膨れて動脈瘤という血管のコブができ、そのコブが突然破裂するのがくも膜下出血です。生活習慣病による動脈硬化が原因ではなく、先天的なものです。そのため、若い人でも動脈瘤ができていて、それが破れてくも膜下出血を起こすことがあります」

くも膜下出血は、生活習慣病をはじめ何ら病気がない健常人でも、突然発症することがあり、非常に怖い病気です。ほとんどの場合、救急車による受診となります。ところが稀には歩いて受診される人もいます。このようなケースは医療機関でも診断に困難を来すことがあります。

Q「脳腫瘍の頭痛は突然の頭痛ではないですよね」

A「ええ。脳腫瘍の頭痛は数週間から数カ月かけて持続性で、かつ徐々に強くなってゆきます」

Q「髄膜炎の頭痛も少し時間的余裕があるのですか？」

A「ええ。ウイルスなどの感染によるもので、いきなり髄膜炎症状としての頭痛が出るというよりは、ウイルスの感染症状が続いたあとに頭痛が出てきますので見分けやすいようです。でも時には頭痛が非常に強いことがあり、くも膜下出血ではないかと思われることがあります」

そのほかの原因のある頭痛としては急性副鼻腔炎（蓄膿症）による頭痛や、高度の高血圧に伴って起こる頭痛などがあります。前者は副鼻腔炎症状がありますのでわかります。また、一般に血圧が高くても症状がないことがほとんどですが、時には相当程度の高血圧を放置している人が、後頭部が重い、または痛いという症状を訴えることがあります。

(3) 怖くない頭痛

Q「怖くない頭痛といっても、最初に症状が出た時に、どうして怖くないとわかるのですか？」

A「良い質問です。最初に強い頭痛を感じた時に、本当に怖くないのかどうかはわかりません」

Q「それならどうしたらよいのですか？」

A「怖くない頭痛は、怖い頭痛ではないということが診断されて初めて怖くないとわかるのです。結果的に怖くないことがわかるのであって、初めて経験する時はそれは不明です。とりわけ片頭痛が最初に起こった時、または過去に数回程度しか経験がない場合は要注意です。脳血管の異常や脳腫瘍がないことを確認することが望まれます」

怖くない頭痛、いわゆる「頭痛もち」の頭痛には表D-2に示しますように、

3つのタイプがあります。そのうち片頭痛と緊張型頭痛が一般的です。とくに後者が最も多い慢性頭痛です。この2つを順に説明してゆきましょう。群発頭痛は、症状としては一番強い頭痛ですが、かなり特殊な症状（眼の奥がえぐられるような頭痛と表現される）で、かつ頻度も低いので、ここでは述べません。

(4) 片頭痛

いわゆる「頭痛もち」の患者さんは30～40代の女性を中心に非常に多く、約8％の人の頭痛は日常生活に支障を来すほど強い頭痛で、これは治療対象となります。この大部分が片頭痛と思われます。

Q「片頭痛はどうして起こるのですか？」

A「片頭痛が起こるメカニズムは完全に解明されていません。わかっていることを大まかに、かつ平たく言えば、片頭痛は何らかの原因で頭の中の血管が拡張し、その血管の周りの神経が刺激されるために起こると考えられます。P. 127の図D-4で頭の中の血管に沿って神経が描かれています。この血管と神経の相互の関係で発生するようです」

Q「片頭痛の頭痛は、何か特徴がありますか？」

A「ええ、同じ慢性頭痛でも緊張型頭痛と異なる特徴があります。表D-3にまとめます」

[表D-3] 片頭痛の特徴

---
① 「ズッキン、ズッキン」と脈拍に合わせて拍動するような痛み
② 部位は側頭にかけて、多くは片側だけ、時には両側
③ 体を動かす時、痛みが強くなる
④ 吐き気や嘔吐を伴ったり、光や音に敏感になる
⑤ 頻度は月に1～3回ほどで、一度起こると数時間から3日間ぐらい続く
⑥ 時には「チカチカ」光る点が見えるなどの前触れ症状が見られることがある

Q「頭痛が強いと、頭の血管が破裂しないか心配になりますが？」

A「普通の単純な片頭痛なら、強い症状が続いても心配いりません。ただし、片頭痛様の頭痛が、脳動脈瘤があるために起こる場合があります。一度は脳MRI検査で脳動脈瘤がないことを確認しておく方が安心できます」

Q「それにしても片頭痛は、たかが頭痛では済まされないようですね」

A「そうです。症状は多彩、かつ相当強いものですからね」

Q「片頭痛の症状の強い人は、相当辛いのでしょうね？」

A「何もしないでじっと我慢することが辛い人がいます。そのような場合は服薬が必要です」

市販の簡単な頭痛薬ではなかなか治まらず、医師が処方する薬が必要な場合があります。軽い、または中等度の頭痛では、抗炎症剤が処方され、強い場合は片頭痛特効薬が処方されます。いずれも頭痛を感じてすぐ服用すれば、頭痛が軽快する、または治りやすいようです。頭痛を感じて時間が経ってから服薬した場合は、なかなか症状が軽減しにくいようです。

(5) 緊張型頭痛

慢性頭痛のなかで最も多いタイプの頭痛です。P. 127の図D-4の頭皮の下に筋肉が描かれていますね。大まかにいうと、肩、首、頭部の筋肉の緊張に伴う頭痛、つまり筋緊張性頭痛です。

Q「それなら緊張型頭痛は、首や肩のこりが遠因となりますね？」

A「ええ、首や肩のこりは、『肩こり』で述べてあります。原因は同じです」

Q「長時間パソコン作業に従事することによる眼の疲れと、首から肩にかけての筋肉の慢性疲労が原因ですね」

A「その通りです。人によっては腕から手のしびれ (P. 142) に症状が拡がってゆき、頸肩腕症候群 (P. 134) を呈したり、また首の後ろから頭部にかけての筋肉の緊張による緊張型頭痛が出たりするのです」

Q「なるほど。頸肩腕症候群も緊張型頭痛も同じところに原因がありますね。よくわかりました」

A「緊張型頭痛の原因の一部は精神的ストレスの場合もあります。ストレスが溜まると神経や筋肉の緊張が高まりますから」

Q「ところで緊張型頭痛の頭痛は、片頭痛の頭痛と症状が異なりますか？」

A「えぇ、少し特徴は異なります」

　緊張型頭痛は、頭を締め付けられる、あるいは頭に輪っかをはめられた、と表現されるような頭痛です。片頭痛のように、ズキズキする痛みではなく、光や音に過敏になることもありません。また、片頭痛より頭痛の程度は一般的に軽く、寝込んだり嘔吐にまで至ることはないようです。とはいえ、強い緊張型頭痛と軽い片頭痛を患者の訴えだけで区別するのは困難です。しかし、これらの両ケースを完全に区別できなくても、緊張型頭痛には片頭痛に使う軽い抗炎症剤が効くことが多いようです。

(6) 慢性頭痛の予防、日々の対処

　片頭痛と緊張型頭痛に対し、予防や日々の対処をどうすればよいかについて最後にまとめます。

Q「片頭痛と緊張型頭痛では原因や症状が違いますね。ですから予防や日々の対処法も違ってくるのでしょうね？」

A「その通りです。まず片頭痛の予防、対処として、片頭痛の引き金を表D-4にまとめます。意外なことに、ストレスから解放されて、ほっと気を抜いた時や寝すぎた時に、片頭痛が起こることもあるようです。緊張がとれ血管が拡張するためらしく、また、アルコールも血管拡張作用のためと考えられます」

Q「チョコレートやヨーグルトも引き金となるのですか？」

A「人によっては何か特別な食品によって片頭痛がひき起こされることが決ま

[表D-4] 片頭痛の引き金になると考えられること

① ストレスの変換（緊張とリラックスの変更時）
② 寝すぎ、寝不足、空腹
③ アルコール
④ 誘発食品（チョコレート、チーズ、ハム、ヨーグルトなど）
⑤ 環境要因や外出での人混み

っている食品があるようです。頻度は低いので、あまり神経質にならず、とくに気が付く食べ物があれば避けるという程度でよいでしょう」

そのほか、強い光やにおい、騒音、天候変化などの環境要因や、外出時の人混み、雑踏などによって片頭痛がひき起こされることがあります。どれに該当するか、注意深く観察し、思い当たるものがあれば、それを避けましょう。

Q「緊張型頭痛の予防と対処は、肩こりや頸肩腕症候群の予防・対処と同じことになりますか？」
A「そうです。パソコン作業に従事する人の場合は、まずそうなります。P.138にまとめてあります」
Q「精神的ストレスでもこのタイプの頭痛が起こるのでしたね」
A「そうです。精神的ストレスでも筋肉や神経の緊張が高まりますからね。精神的ストレスを軽減するため、気分転換で楽しいことに興じること、運動不足にならないよう、日頃から軽い運動の習慣をもつことが望まれます」

D-5 肩こり

　健診の問診では受診者に、診察とは別に気がかりな自覚症状を尋ねます。気になる症状がほとんどない人もいますが、多くの人は何らかの症状を述べられます。動悸や息切れ、年中続く咳、腹部の不快感などがあれば心臓や肺、消化器の病気と関係しないか、健診結果の判定の際にそれら自覚症状を参考にします。しかし頻度はそれほど高くはありません。それに対し、最も頻度の高い訴えは、肩こりと手のしびれです。全体の約50%の頻度になります。ほとんどの人はこの症状を病気とは考えていないようです。しかし毎日続く、不快な症状に違いはなく、その解消を願わない人はいません。肩こりはどうしてこのように頻繁にみられるのでしょうか？　何か有効な対策はないのでしょうか？　病気ではなさそうな、しかし日々の生活の質を落としかねない不快な肩こりについて、ここで考えてみましょう。

(1) 肩こりの症状

　肩こりとは、肩から首や背中の上方周辺の筋肉が緊張し、首、肩、背中の上部の筋肉に起こってくる鈍い痛みや圧迫感をひとくくりにした症状となります。「痛い」「重い」「苦しい」「けだるい」「張る」「ジンジンする」など、人によってさまざまな感じ方をします。

Q「要するに肩こりは首、肩の筋肉の緊張が高じているための症状ですね？」

A「そうです。平たく言えば筋肉の疲労です」

Q「でもひどくなると首や肩の鈍い痛みにとどまらず、腕がだるくなったり、手指にしびれが出たりするようですが」

A「そうです。ひどくなれば腕から手指にまでそのような症状が出ます。その場合は、『頸肩腕症候群』ということになります」

Q「頸肩腕症候群なんて仰々しい病名ですね」

A「何やら難しそうな病気に聞こえますが、首（頸）から肩、さらには腕から手

指にかけて現われるいろいろな症状に対して名付けられた、広い意味を持つ症候群（症状群）のことです。そのなかには肩や首のこりも含まれると言えば、身近なことと感じられるでしょう」

　肩こりが続きますと、首（頸）や肩の筋肉痛にとどまらず、腕から指に不快な症状が及びます。それが頸肩腕症候群です。いわば肩こりの拡大版みたいなものです。ここでは肩こりと頸肩腕症候群を一緒に説明してゆくことにしましょう。

(2) 肩こりの原因と肩こりを起こしやすくする要因

　腕や手指に症状が出ていない、肩や首の筋肉痛としての肩こりは、筋肉の慢性疲労が原因です。肩こりをひき起こす要因はほとんど日常生活のなかに見出すことができます。その主なものを表D-5に挙げています。要因の中心は①と②ですが、これらを含め、すべての項目はごくありきたりのことですので、何となく誰でも納得できるかと思います。

[表D-5] 肩こりをひき起こす要因

① 不自然な姿勢、または同じ姿勢での長時間作業
② 眼精疲労（眼の酷使、眼の疲労）
③ 運動不足
④ ストレスによる緊張
⑤ 冷房、寒さによる筋肉の緊張
⑥ 過労・睡眠不足
⑦ 枕が高すぎる、または低すぎる

Q「要因の①ですが、不適切な姿勢で重い頭を支え続けることによって、首や肩の筋肉に慢性疲労が積み重なってゆくのですね？」

A「その通りです。とにかく頭は重いのです。何気なく首の上に頭がありますが、頭の前屈で首に相当の負荷がかかっているのです」

Q「次に②でパソコンを見続けて眼を酷使すると、肩・首の筋肉の緊張を高めることになるのですね？」

🅐「そうです。パソコン画面を見続けると、眼の疲れと、瞬きが減ることでドライアイが起こり、眼に障害が現われます。眼に障害が出ると、そこからさらに肩や首のこりがひどくなります」

🅠「次の③ですが、運動不足が肩こりの要因になる、とすれば運動するのがよいのですね？」

🅐「そうです。ただし、肩や首をはじめ全身の筋肉を使う運動、つまり１カ所に負荷をかけ過ぎない運動がよいのです。テニスなどをして肩から腕にかけての筋肉を使い過ぎても肩の筋肉に疲労が残り、肩こりの要因になることがあります」

🅠「要因の④や⑤は、運動不足同様に筋肉を緊張させますね。何となくわかります。⑥はすべてのことに悪い要因ですね。最後の⑦は何となく、首の骨や神経に負荷をかけたり、頸部の血管を圧迫したりしそうで悪そうですね。納得です」

(3) 肩こりと頸肩腕症候群

　肩こりの症状の延長線上に、腕や手のしびれ症状が出てくる場合があります。頸（首）や肩の筋肉のこり感、または鈍痛だけでなく、腕や手足にしびれや不快感が出る場合は、肩こりが一歩進んだ頸肩腕症候群ということになります。"手のしびれ"は別項の"手足のしびれ"で述べてあります。手の神経は首（頸）の高さ付近で脊椎（頸椎）のなかの脊髄に合流します。加齢に伴って、脊椎が変化してゆきます。腕や手のしびれは頸椎の骨や椎間板が変化した場合に、神経が圧迫されることによって発生します。その場合の病名は、頸椎における変形性脊椎症、または椎間板ヘルニアになります。

🅠「肩こりは首や肩の筋肉の慢性疲労が原因で、肩こりに腕や手指のしびれが伴えば頸肩腕症候群となりますね。それで、後者の場合は頸椎に神経圧迫性病変が生じていることになるのですか？」

A「いいえ、ややこしくなりますが、必ずしもそうとは限りません。頸肩腕症候群の症状が出ても、頸椎自体にはいろいろな状態があります」

Q「頸椎の骨や椎間板に変化がある場合、またはない場合と、いろいろな場合があるということですか？」

A「そうです。頸椎に何らかの変化のある場合と、まったく異常のない場合があります。いずれの場合にも腕から手指に同じような症状が出るのですが」

　事務仕事のほとんどがパソコン作業になった現在、肩こりが急増しています。パソコン作業で前かがみの姿勢になると、重い頭を支えるために、首や肩の筋肉が疲れ、首や肩のこりが出やすくなるのです。さらに、腕を浮かせた姿勢で長時間キーをたたいたり、マウスを動かす作業によって、腕や手指の筋肉にまで慢性疲労が起こります。このような頸、肩、腕の症状、つまり頸肩腕症候群は、若い女性（20〜40代）を中心にみられます。しかしこの世代の人は、頸椎のX線検査やMRI検査を受けてもほとんどの場合、頸椎に異常がみられません。

　一方、中高年者に出現する頸肩腕症候群は、若年者同様に頸椎の病変のない場合と、老化に伴う頸椎病変が生じている場合があります。頸椎の病変については手足のしびれの項に詳しく述べてあります。

Q「若年女性で頸椎変化がない頸肩腕症候群では、なぜ腕から手指にかけしびれが出るのですか？」

A「おそらくは、首の筋肉の慢性疲労により筋肉に腫れやむくみが生じ、骨の圧迫でなく筋肉を中心とする軟部組織が神経を圧迫しているのではないかと思われます」

Q「骨でなくとも、軟部組織の圧迫によっても影響が出るのですね？」

A「軟部組織でも腫れますと、神経にとっては窮屈になることには変わりがなく、圧迫されることになると思われます」

肩こりと頸肩腕症候群はオーバーラップします。肩こりに腕や手指の症状が加わって頸肩腕症候群になります。頸肩腕症候群には首と肩の筋肉の慢性疲労による場合と、頸椎変化を来している場合があるようです。単なる肩こりと、頸椎変化のない頸肩腕症候群の対処は次項で述べる肩こり対策でよいでしょう。

(4) 肩こりの予防と改善

　肩こりの予防は、首や肩の筋肉に緊張が続かないようにすることです。でも当たり前のことで、言うは易しですが、その実践は容易ではありません。予防は主には表D-5の裏返しになりますが、予防に役立つことを表D-6に挙げておきます。

Q「まず①の姿勢のことですが、デスクワーク以外の日常生活における姿勢ですか？」

A「そうです。普段の生活のなかで、猫背のように頭の重心が前に移動していると、首の筋肉に負担となります。背筋を伸ばし、あごを引くようにしましょう」

[表D-6] 肩こりの予防

① 適正な姿勢を習慣づける
② パソコン業務などの長時間の同一姿勢を避ける
③ パソコン画面を長時間継続して見続けない
④ 適度に体を動かして血行をよくする
⑤ ストレスや疲労をためこまない
⑥ 首や肩を冷やさない
⑦ 適正な枕を選ぶ

Q「パソコン作業の人は難しいですね」

A「そうですね。仕事を止める訳にもゆきませんからね。業務のほとんどがパソコン作業の人は、1時間に10～15分ぐらいの休憩をとりましょう。休憩時間中には、パソコン画面から眼をそらしましょう。できれば眼を閉じて、完全に眼を休ませてあげましょう」

そのほか、ストレスをためこまないため、軽い運動で肉体的、精神的疲れを吹き飛ばしましょう。寝ている間も首や肩を冷やさないようにすること、自分に合った高さの枕を選ぶことも、肩こりの予防や改善に役立ちます。

Q「肩こりが続いている人は、積極的にどうすれば解消、または改善させられますか？」

A「頸椎変化を来していない人の肩こりや頸肩腕症候群では何といっても適正な体操やストレッチングが有効です」

Q「自分でするのですか？ 体操教室へ通うのですか？」

A「自分で1日に何回かする簡単な体操は次の3つです。①背筋を伸ばし、息を吸いながら両肩を高く上げ、息を吐いてストンと肩を落とす。これを10回ぐらい繰り返すことを1日に何回かする、②腕を前後にしっかり振る、③首をグルグル回転させたり、左右や前後に曲げ伸ばしたりするなどです」

Q「体操教室はどうですか？」

A「良いと思います。頑固な肩こりが消失したという人もいます」

　肩や首のこり、手のしびれの対処として勧められるのが、筋肉の緊張をほぐすストレッチです。昨今では、ストレッチを含む健康体操が大流行です。できれば週1回の体操教室でのレッスンと、日々自分で体操を続けてゆく努力が望ましく、それにより、肩こりに限らず腰痛など、さまざまな症状の改善が期待できます。さらに長期に継続してゆきますと、姿勢がよくなるようです。ある体操教室では、肩こりが改善され、姿勢がよくなる人が50％にみられることが学会で報告されています。

　筋肉の過緊張を解き、肩こりなどの不快な症状を解消してゆけば、生活の質を高め、心身の健康増進につながってゆきます。

D　頭部で感じる症状

健康長寿を目指す知識と知恵 No.3 (3/7)

〔No.1 (P. 40) → No.2 (P. 82) より続く〕

〔4〕「老」と「病」が起こる原因

　生きてゆくために、人体のすべての細胞はエネルギーを作る必要があります。エネルギーを作るため、糖分を食べ、呼吸をして酸素を取り入れます。細胞はブドウ糖と酸素を使ってエネルギーを作っています。細胞のなかに1000個ぐらいのミトコンドリアというエネルギー産生プラントがあり、ここでエネルギーを作ります。ブドウ糖と酸素はエネルギーを作ると炭酸ガスと水となって排泄されます。

　酸素が100%きっちり炭酸ガスに変われば問題ないのですが、2%ぐらいの酸素が完全に燃えきれなく、不完全燃焼を来し、「活性酸素」なるものが生じます。木を燃やす時、うまく燃やせず、不完全燃焼させますと、炭酸ガスでなく一酸化炭素なる毒性ガスが発生するのと同じようなものです。酸素の不完全燃焼で生じる「活性酸素」が、呼吸の結果体内で発生する毒性ガスで、これが「老」と「病」をひき起こしてゆくことになるのです。

　では活性酸素がどのようにして「老」と「病」をひき起こすのでしょうか？ 次項ではこの点について考えることにしましょう。

⇨ P. 170 へ続く

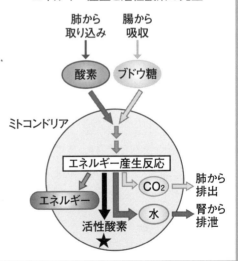

ミトコンドリアにおける
エネルギー産生と活性酸素の発生

E

手や足に出てくる症状

● E-1 　手足のしびれ

「しびれ」は、長く正座した後に足で感じる"ジンジン"、"ビリビリ"するような感覚です。触覚や圧覚を伝える神経が障害を受けたり、圧迫されたりするとしびれ感が生じます。ここではしびれの原因について述べてゆくことにします。

● E-2 　手のふるえ

人前で字を書いたり、コップに入った水を飲む時などに手がふるえて困ったり、恥ずかしい思いをしたりする人は意外と多いようです。このように一時的に誰でも経験するふるえから、背後にそれなりの病気が潜んでいるふるえまで、手のふるえについてここで知識を深めましょう。

● E-3 　むくみ

むくみとは、血液中の水分が、必要以上に血管の外に漏れ出し、皮下の細胞と細胞の間に、漏れ出た水分が余分に溜まった状態のことです。夕方になると、靴下のゴムの跡がくっきり残ったり、靴が窮屈に感じる場合の多くは生理的なむくみですが、心臓や腎臓が悪くて起こるむくみがあります。本項では両ケースのむくみを説明します。

● E-4 　下肢静脈瘤

下肢静脈瘤は脚のすねより少し下あたりの血管が、コブのように膨れる病気です。なぜ、下肢の静脈に出るのに、上肢静脈瘤がないのでしょうか？ 下肢静脈瘤はなぜ起きるのでしょうか？ 予防や治療法はあるのでしょうか？

● E-5 　こむら返り

睡眠中に突然足がつって、強い痛みのために飛び起きたという経験のある方は、多いのではないでしょうか。ふくらはぎの筋肉がとくにつりやすく、ふくらはぎを「こむら」といいますので、「こむら返り」と一般にいわれます。

E-1 手足のしびれ

　一般の人が訴える「しびれ」には、長く正座した後に感じる"ジンジン"、または"ビリビリ"する異常な感覚の場合と、手や足に力が入りにくい運動麻痺の場合があるようです。本来の「しびれ」は前者です。

　手足のどこかにしびれ感を自覚することは、中高年を中心に日常よくみられます。脳梗塞の症状ではないか、または体のどこかに内科的な病気が起こっているのではないか、手足の血流が悪くなっていて、手足が動かなくなってゆくのではないか等と心配される人が多いようです。脳血管障害の場合は、単なる手足のしびれだけでなく、手足を動かしにくい、感覚が鈍いなどの症状があります。症状が手足のしびれだけなら脳よりも、触覚や圧覚を伝える末梢の神経が障害を受けてしびれ感が出ることが多いのです。その原因としては神経自体に原因があったり、神経が圧迫されるためであったりいろいろで、ここではしびれの原因について述べてゆきます。

(1) しびれの原因

　しびれの正体は神経の働きの異常です。つまりしびれは、手足の感覚を脳に伝える神経に生じる何らかの異常によって起こります。神経の異常が起こるのは、さまざまな原因によりますが、神経を圧迫する骨の変形などによることが多いようです（表E-1）。

[表E-1] しびれをひき起こす神経障害の原因

①骨の変形などによる神経の圧迫
②神経の栄養を司る血管の障害
③糖尿病などの全身性（内科的）疾患
④神経細胞自体の病変

　骨による神経の圧迫が原因となるしびれの発症を理解するためには、手足の感覚を脳に伝える神経がどのような経路で手足から脳に走っているかを知らねばなりません。

　まず、背中の中心部に、24個の椎骨が上下に連なって形成する脊柱（背骨）があります。脊柱のイラストは急性腰痛の項（P. 173）に描いています。

そのイラストをまず見て、次をお読みください。脊柱の中心部は、1本の管腔となっていて、これが脊柱管で、そのなかを神経が通っています。図E-1に示すように、手足の神経は、この脊柱管に入り、集合して脊髄となって上方へ向かいます。脊髄は頸より上で、頭蓋骨に入ったところで脳につながります。

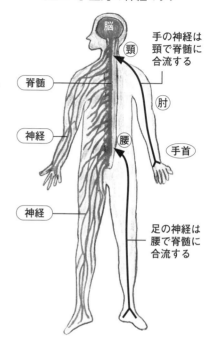

[図E-1] 全身の神経マップ

手の神経は頸で脊髄に合流する

足の神経は腰で脊髄に合流する

Q「骨の変形による神経の圧迫ということは、脊柱を形成する骨が変形して神経を圧迫するという意味ですか？」

A「その通りです。狭い脊柱管のなかを神経が走っていますので、脊柱管が狭くなったり、脊柱管を形成する骨が老化で変形すると、神経が圧迫されることになります」

Q「脊柱付近で骨の圧迫によって、神経の障害を受けることが原因といわれても、しびれを感じるのは手や足ですが……」

A「しびれという異常感覚は、しびれを感じている箇所に必ずしも異常があるのではありません。手足から脳へつながる神経の経路のどこかの障害で、その原因部位から離れた手足に異常感覚が発生します」

(2) 脊椎の骨変形による神経圧迫が原因となるしびれ

手足のしびれは、脊髄や脊髄に合流直前の神経根（神経の根元という意味）が、脊椎の骨変形で圧迫されることにより起こることが多いようです。

1個の椎骨を、P. 173に出てくるのと同じイラストですが、それを図E-2(1)に示し、脊椎の変形による神経圧迫を図E-2(2)のイラストで説明します。

Q「頸から腰までの脊椎のどの部位でも神経が圧迫されるのですか？」

A「変形がよく起こるのは頸部と腰部、つまり頸椎と腰椎が主となります」

Q「図E-1を見ますと手(上肢)の神経は、頸で脊髄に入り、足(下肢)の神経は腰で脊髄に合流しますね。ですから頸椎の変形では上肢から手に、腰椎の変形では下肢から足にしびれが出ることになりますね？」

A「大まかにはそうですが、頸椎での神経の圧迫は、腰椎での神経の圧迫と少し異なります。図E-2(2)で説明しましょう」

[図E-2] 椎骨とその変形による神経障害

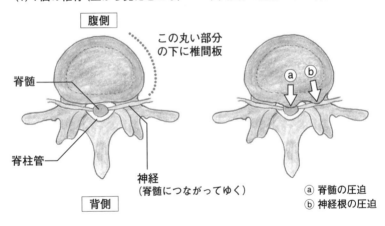

骨や椎間板の後方突出(図E-2(2)-ⓐ)により、脊髄が圧迫される際、それが頸部で起こるか、腰部で起こるかによって違いがあります。腰で起こりますと、足〜下肢のしびれのみですが、頸部の脊髄が圧迫による障害を受けますと、手と足の両方にしびれが生じます。頸部の脊髄では、手と足からの神経が集合しているからです。

一方、脊髄から分枝した神経の根元(神経根)の圧迫の場合(図E-2(2)-ⓑ)は、頸では手足のしびれのみ、腰でも下肢のしびれのみです。このようなややこしいことはきちんと理解できずともよいでしょう。"脊椎の骨が変形して手や足からきている神経が圧迫され、手、または足のしびれ、あるいは手と足の両方にしびれが出たりする"ということで充分でしょう。

　脊椎の骨の変化は老化による変形で、変形性脊椎症(変形性頸椎症、または変形性腰椎症)です。椎間板の変形で椎間板が後方へ突出するのが椎間板ヘルニアです。いずれの病気でも脊柱管の方へ変形骨や椎間板が飛び出しますと脊柱管が狭くなります。これが脊柱管狭窄症です。病名は違って聞こえますが、内容は同じです。急性腰痛の項に詳しく述べてあります。

　脊椎の骨の変形による症状は、しびれが主のこともありますが、多くは痛みを伴っています。頸椎の変形では、首や肩の痛みと腕から手にかけてのしびれ、腰椎の変形では腰痛と下肢から足にかけてのしびれと痛みといった具合にセットになって症状が出ます。

(3) 脊椎の変形骨の圧迫以外の原因によるしびれ

　神経が圧迫されやすい部位は、脊椎以外にも数カ所あります。肘と手首には神経や血管が通る部位が管状になっています。この部位で神経が圧迫されやすくなります。例えば、手首で圧迫される病気が手根管症候群で、手にしびれが出ます。

　次に、内科的な病気によるしびれを説明します。①糖尿病では高血糖のために神経細胞が障害を受け、手足(足の方が症状が強い)に頑固な痛みやしびれが出現することがあります。この神経障害は、糖尿病の三大合併症の一つで、注意深い管理が必要です。②足に向かう血管に動脈硬化が起こり、血流が悪くなると、足の神経が障害されてしびれが出ます。③神経細胞自身がウイルスなどにやられるとしびれが出ます。しかし、しびれよりも神経麻痺(運動麻痺)が出るので、麻痺の方が重大な症状となり

ます。

　以上のように、しびれの原因は多々ありますが、身近な症状としてのしびれは前項 (2) のしびれということになります。

(4) 手足のしびれの対処

　しびれの原因で最も多い病気は、脊椎における病変で、脊椎における病気が手足のしびれとなって現われます。つまり、しびれている場所に原因があるとは限りません。また、全身性の内科疾患である糖尿病では足を中心に四肢のしびれが出てくることがあります。一般の方には、手足のしびれを何科で診てもらうべきか、よくわからないことがあるかもしれません。

　従来から、肩こりや腰痛がある場合は、頸椎や腰椎における骨、または椎間板の変形からくるしびれのことが最も多いため、整形外科がよいでしょう。神経の過剰興奮を抑える薬や炎症を抑える薬を使ったり、牽引で脊椎の椎間を拡げたりする手段が検討されます。手術は最終手段です。

　普段から首や肩、四肢に何の症状もなく、何となくしびれが出現した場合は、神経内科受診がよいかもしれません。糖尿病性神経障害がみつかることがありますが、その場合は糖尿病内科を紹介してもらえます。

　日頃から自分で症状緩和を図るには次のようなことが勧められます。頸椎に変形がある変形性頸椎症では、日頃の悪い姿勢が原因になっていることが多いようです。頭の重さは約 5 kg あります。うつむくだけでその3倍くらいの負担が首にかかります。毎日のパソコン作業などでうつむきかげんの姿勢を続けることにより首の負担が積み重なり、手のしびれが首や肩のこりや痛みとともに起こることが多いようです (P. 136、頸肩腕症候群参照)。

　腹這いで読書をするなどの姿勢は、さらに首にもっと大きな負担がかかるのは何となくわかるでしょう。頸椎の骨変化の最大の原因は悪い姿勢であることを気に留めておくことが大切でしょう。積極的な対処としては、肩こりの対処の項を参考にしてください。腰椎に病変がある場合の対処は、腰痛症で述べているものと同じです。

E-2 手のふるえ

人前で字を書いたり、コップに入った水を飲む時などに手がふるえて困ったりして、恥ずかしい思いをする人は意外と多いようです。また、激しく緊張した時には、「武者震い」というように、手だけでなく体全体がふるえたり、時には声までふるえることは誰にでも起こることです。手のふるえには、このように一時的に誰でも経験するふるえもありますが、背後にそれなりの病気が潜んでいることによるふるえまで、いろいろなふるえがあります。一言で手のふるえといっても侮ってはいけません。手のふるえについてここで知識を深めましょう。

(1) 手のふるえの原因

ふるえのことを医学用語で振戦(しんせん)といいます。一般の人は、「そのような難しい用語を使わなくてもふるえでよいではないですか？」という思いを持たれることでしょう。その通りなのですが、ふるえの病気のなかで最も頻度が高い病気に、「本態性振戦」(後述)があります。そのため、この難しそうな「振戦」という医学用語も一応知っておいてほしいのです。

[表E-2] ふるえ(振戦)の原因

① 生理的振戦
② 甲状腺機能亢進症
③ アルコール依存症
④ 薬剤性振戦
⑤ パーキンソン病
⑥ 本態性振戦

Q「ふるえ(振戦)を来す原因はいろいろあるのですか？」

A「病気とは言えないものから、神経の病気としてはっきりとわかっているものまで、原因はいろいろあります。表E-2に挙げます」

Q「⑤のパーキンソン病は手がふるえる病気と聞いたことがあります。表E-2のうちで、代表的な病気ですね？」

A「その通りです。しかし頻度的には、⑥の本態性振戦が圧倒的に多いのです。

これら2つの病気を説明するのが本項の主目的となります。その前に、①〜④を簡単に説明しておきます」

　ふるえのうち、一番多いものが、生理的振戦です。生理的ということは、病気というよりも、健常者においても、ある状態でふるえが出るという意味になります。本項冒頭でも少し述べていますが、興奮した時、手のふるえだけでなく、武者震いのように体がふるえ、時には声までふるえることがあります。興奮が治まると、ふるえはすぐに消失します。このような一時的なふるえは誰にでも起こりうるもので、これを病気と考える必要はありません。これが生理的振戦です。

　また、甲状腺ホルモンの過剰産生を来す甲状腺機能亢進症（バセドウ病）では、手指に細かいふるえが起こります。この場合はふるえだけでなく、甲状腺ホルモンの過剰によって、動悸、体重減少、イライラ感、不眠などのさまざまな症状が出現します。診断は容易です。

　次に、アルコールやある種の薬物によってふるえが起こることがあります。アルコール依存症、以前はアルコール中毒症（アル中）と呼ばれていた病気ですが、この状態では、アルコールが切れた時に手がふるえます。

　手のふるえの来す、最も病気らしい病気がパーキンソン病と本態性振戦で、これについて次項より順々に述べてゆきます。

(2) パーキンソン病

　手のふるえの最も代表的な病気がパーキンソン病です。手のふるえとしてみれば、よく似た病気に本態性振戦があるのは前述したとおりです。手のふるえとしては一見似ていますが、両者は脳の病変の有無、ふるえの症状の出方、ふるえ以外の症状に大きな違いがあります。

Q「パーキンソン病では脳の病変がわかっているのですか？」
A「ええ、わかっています。中脳の黒質という場所の神経細胞の変性が原因

となる病気です。これに対し、同じような振戦を来す本態性振戦では、脳に病変部位がみられません」

Q「全体的な症状も、両者はかなり違うのですね？」

A「そうです。専門医ならその違いがすぐわかるほど、相当の違いがあります。表E-3にその違いを示します」

Q「何もしないでじっとしている時に出やすいか、手を使って何かしようとする際に出やすいかで違いますね」

A「ええ。それからパーキンソン病では手のふるえだけでなく、脚の筋肉が硬直して歩行が鈍く、かつ、ぎこちなくなるため、前のめりになったり、躓きやすくなったりしますので、歩行の異常がすぐわかります」

[表E-3] パーキンソン病と本態性振戦の症状の違い

症　状	パーキンソン病	本態性振戦
ふるえが よく出る部位	手、足	手、頭、声
ふるえの特徴	何も動作をしない（じっとしている）時に出現する	何かの動作をする時に出現する
食事、書字など	動作は遅いが、できないことはない	手のふるえのため、うまくできない
ふるえ以外の症状	ふるえ以外に、筋肉の硬直により、動作がぎこちない、鈍るなどの症状が出る	ふるえのみで、ほかの症状はない

　パーキンソン病の運動症状は進行性です。進行はゆっくりしていますので、当初は運動の異常症状に本人が気付かないことがあります。しかしひどくなれば日常生活にさまざまな支障を来します。また、進行するにつれ、運動症状のみならず、表情の変化が乏しくなってゆきます。

(3) 本態性振戦

　パーキンソン病と並んでもう一つのふるえの病気が本態性振戦です。パーキンソン病よりはるかに頻度が高く100人に1人ぐらいにみられるようです。パーキンソン病は1000人に1人といわれますので、10倍です。頻度は高いのに病名の知名度は低いようです。

Q「本態性振戦という病名はあまり聞いたことがありません。まず本態性とはどういうことですか？」

A「本態性とは、"原因がよくわかっていない"という意味です。したがって原因が不明のふるえということになります」

Q「パーキンソン病が脳のある部分における神経細胞の変性疾患とわかっているのに対し、本態性振戦は脳の病変が不明のままなのですね？」

A「そうなのです。脳に異常がなく、生命に影響がありません。パーキンソン病のようなふるえ以外の症状が出ることもありません。ふるえだけの症状が出る病気です」

Q「でも手のふるえはパーキンソン病のふるえとよく似ているのですね？」

A「そうですが、少し差があります。本態性振戦では、字を書く時、箸やコップを持つ時など、何かしようとする時にふるえが出ます(表E-3)」

　本態性振戦では、じっとしている時よりも、何かしようとする時にふるえが出ます。さらに、人前で見られていることを意識したり、他人から指摘されるなど、緊張するとひどくなります。手のふるえのみでなく、頭が左右にふるえたり、人前でのあいさつの際、声がふるえることもよくあります。また、アルコールを飲むと軽くなる傾向があります。

(4) ふるえの対処と治療

　原因となる病気に基づくふるえは、原疾患の治療によりふるえが解消されますので、その診断が治療の第一歩です。甲状腺機能亢進症は、ふ

るえ以外のほかの症状より、診断は困難ではありません。また、治療も容易です。

　パーキンソン病と本態性振戦は手のふるえだけみれば症状は似ていますので、ほかの運動症状が顕著でない初期には区別は困難なこともあります。

　さて治療についてですが、パーキンソン病には現在ではいろいろな薬があります。症状のいかなるステージから治療をスタートするか、どのような薬を使うのが良いかということも重要なことです。したがってパーキンソン病の診断と治療は専門医にお願いすることになります。

　本態性振戦は前述の如く、生命予後に影響はありません。認知症や寝たきりに進行することもありません。しかし、ふるえがひどくなると、日常生活に支障を来します。また、人前でふるえがひどくなるものですから、それがプレッシャーで悩みとなります。症状の軽い人から重い人までさまざまですが、生活に支障を来したり、悩みを感じる場合は治療を受けることになります。パーキンソン病と異なる薬があります。薬は有効ですが、高齢者では服薬に制限もあり、主治医に検討していただくことになります。アルコールでふるえを軽くすることは体によくありません。また、周囲の人は、ふるえを指摘し過ぎないように気を配ってあげていただきたいと思います。

E-3 むくみ

　むくみとは、血液中の水分が必要以上に血管の外に漏れ出し、皮下の細胞と細胞の間に、漏れ出た水分が余分に溜まった状態のことです。医学用語では浮腫といいますが、ここでは一般用語の"むくみ"で述べてゆきます。

　むくみはありふれた症状で、とくに女性では多いようです。男性でも外回りの営業職の人に起こりやすくなります。長時間立ち続けているとむくみやすいのは、重力に逆らって足の血液を心臓に戻す作用に負担がくるからです。夕方になると、靴下のゴムの跡がくっきり残ったり、靴が窮屈に感じるというようなことは多くの人が経験しているのではないでしょうか？これは病気というよりも、生理的、つまり自然に起こる症状といえるでしょう。いうまでもなく、心臓や腎臓が悪くなっているために起こるむくみがあります。そこで、ここでは病気というほどのことでもないむくみと、重大な病気が原因で起こってくるむくみを分けて説明してゆくことにしましょう。

(1) むくみの現れ方の違い

　むくみという症状は説明する必要もなく、誰にでもわかります。しかし、むくみが現われている時の状態をしっかり把握しておくことは重要です。

①一日中むくみがあり、持続しているか？ または、夕方にむくんで、靴下のゴムの跡が残ったり、指ですねのあたりを押さえるとくぼみができるが、一晩寝るとむくみは消える、つまり朝と夕方で異なるか？
②むくみは脚だけであるか、または顔やまぶたもむくんでいるか？
③むくみとともに、体重増加や腹回りが大きくなっていないか？
④むくみとともに、何となく疲れやすくなっていないか？
⑤尿の出が悪くなっていないか？
⑥むくみが、坂道や階段での息切れや動悸を伴っていないか？

むくみといっても、一日の時間帯のどこで出るか、また、体のどの部位に見られるか、健康な人の1つだけの症状としてのむくみか、または重い病気があり、ほかの症状を伴っているむくみかなどによって、以後に述べるむくみの対処は大きく異なってきます。

(2) むくみの原因
むくみには健康な人にみられる自然なむくみから、心臓や腎臓、肝臓などに重い病気を持っているために現われる症状の一環としてのむくみまで、いろいろなむくみがあります。

❶ 自然なむくみ、または病気と無関係なむくみ

Q「本項の冒頭で述べているように、夕方のみ脚がむくむなどの症状は、程度の差はあれ、多くの人でみられることですね？」

A「そうです。代表的な"自然のむくみ"といえるでしょう」

Q「ほかにも特別な病気に関係しないむくみがありますか？」

A「ええ、いくつかあります。表E-4にまとめます」

Q「まず①ですが、一日中立ち仕事をした後や、飛行機の座席で長時間座り続けた時、脚がむくみますが、これは誰にでもあることですね？」

A「ええ、脚から心臓に戻る血液は、重力の影響を受けて戻りづらくなりますから、自然なむくみとなって現われます」

Q「次の②ですが、むくみは男性より女性の方が出やすいようですね？」

A「そうです。女性特有のむくみもあり、女性の方がむくみを感じることは男性より圧倒的に多いようです」

[表E-4] 自然なむくみ

①立ち仕事や長時間の同一姿勢によるむくみ

②健康な（特別な病気のない）女性によくみられるむくみ

③水分、塩分、アルコール摂取過剰によるむくみ

④ストレス、自律神経失調に伴うむくみ

男性より女性にむくみが現れやすいのには、それなりの原因、または理由があります。肉体的（筋肉）とホルモン的な男女差によるものです。まず女性は男性より筋肉量が少なく、筋力が劣ります。下肢静脈瘤の項で述べていますが、足の静脈の血液は足を動かす際に生まれる足の筋肉のポンプ作用で、重力に逆らって心臓に戻ります。筋肉が少なく、筋力が劣る女性では筋ポンプ作用が弱くなり、その分血行が悪くなってむくみがちになるのです。また、女性は生理や妊娠、さらには更年期で女性ホルモンの大きな変化をうけることになります。そのため、妊娠中はもとより生理前や更年期にどうしてもむくみやすくなります。

Q「水分やアルコールの多飲でむくみやすくなるのは、わかる気がします」
A「ところが水分だけではないのです。塩分を摂り過ぎ、体の中に塩分が溜まり過ぎると水分を多く摂らなくても、塩分とともに体に水分が溜まり、むくみやすくなります」
Q「ストレスなども関係するのですか？」
A「ストレスによって自律神経が乱れ、血流が悪くなりむくみやすくなります」

❺ 病気が原因で現れてくる**むくみ**

　病気が原因で起こってくるむくみをP. 155の表E-5に挙げます。心臓、腎臓、肝臓という生体の重要臓器に病気があるとむくみが生じます。心臓病では心臓の機能の低下により、心臓に戻る静脈の血液の流れが悪くなることによります。血液中の蛋白質が減少しますと体はむくみますが、腎臓病では腎臓から尿に蛋白質が漏れ出るため（蛋白尿）、また、肝臓病では蛋白質を作れなくなるためむくみが生じます。

Q「表E-5の①〜③は、それなりの病気の過程で現われるむくみですね？」
A「そうです。原因がわかっていますし、むくみ以外にもさまざまな症状もあり、それぞれの病気の経過中に出てくるむくみです。表E-5の④も、妊娠中に

腎臓に負担がかかり、高血圧とむくみが現われることがありますが、やはり産科の先生に診ていただいている過程で出てくるむくみです」

Q「⑤の甲状腺機能低下症でホルモン産生が低下すればむくみが出るのですね？」

A「ええ、甲状腺機能亢進症では体重の減少を来し、逆に機能低下では体重が増加し、特有の全身のむくみが現われます」

Q「リンパ浮腫と深部静脈血栓症というのは難しい病気みたいですが」

A「病名だけ聞けば難しそうですが、説明すればすぐ理解できると思います。リンパ浮腫から説明しましょう。血液が組織の毛細血管から心臓に戻るのには、2つの経路があります。1つは静脈で、もう1つはリンパ管です（P.156の一口メモ参照）。リンパ管には所々にリンパ節というリンパ球の出城みたいな部署があります。がん細胞は転移する時、このリンパ節に真っ先に流れ込み、そこで増殖してリンパ節転移となります」

Q「がんの手術の際、リンパ節に転移しているとか、していないとかいう、リンパ節のことですね？」

A「ええ、そうです。例えば乳がんの手術では、がん塊、または乳房全体の切除とともに、わきの下のリンパ節を同時に除去することがしばしばあります。リンパ節転移があれば、後でそこからがんの増殖が起こるかもしれません。それを防ぐためです」

[表E-5] 病気に伴って現れるむくみ

①心臓病：心臓の機能が低下する心不全によるむくみ
②腎臓病：血液中の蛋白質が尿に漏れ出ることによるむくみ
③肝硬変：血液中の蛋白質を作る機能が低下することによるむくみ
④妊娠高血圧症候群：高血圧と蛋白尿のために現われるむくみ
⑤甲状腺機能低下症：甲状腺ホルモンが少なくなることによるむくみ
⑥リンパ浮腫：乳がんなどの手術でリンパ節を除去した際に起こるむくみ
⑦深部静脈血栓症：静脈に血栓ができ、静脈の血行不良によるむくみ

E 手や足に出てくる症状

Q「リンパ節を除去すると、リンパ管の中のリンパ液の流れは悪くなるのではないですか？」

A「その通りです。リンパの流れが悪くなるため、手術した側の上肢にむくみが出ます。これが<u>リンパ浮腫</u>というむくみです。浮腫とはむくみの医学用語でしたね。リンパのむくみという意味になるのです」

　最後の<u>深部静脈血栓症</u>ですが、これが一番怖い病気です。下肢の静脈瘤は次項で述べますが、皮膚の浅い所の表在静脈に生じます（P. 160の図E-3）。一方、深部の静脈（同図E-3）には、時として血の塊ができることがあります。いわゆる静脈の血栓で、手術、外傷、骨折、長期の臥床、がんなどによって血栓が自然にできやすくなります。その場合、血栓が生じ

一口メモ　リンパ（リンパ管、リンパ節、リンパ球）とは？

　心臓から出た血液は動脈に入り、動脈は最終的に毛細血管によって全身の組織に栄養と酸素を届けます。血液は毛細血管から、再び徐々に太い血管に入り心臓に戻りますが、この復路が静脈です。血液の液体成分は毛細血管で一部、血管外へ漏れ出て栄養分を組織に届けます。この液体成分がリンパです。漏れ出た液体成分、つまりリンパ液は静脈とは別の脈管系（これがリンパ管です）に集まります。リンパ液は最終的には静脈に流入し、静脈血と一緒に心臓に戻ります。リンパ管にはリンパ球など、免疫系の細胞も流れていて、リンパ管の所々にある関所のような根城に駐在しています。この根城がリンパ節です。リンパ球はここを中心に見張りをして、ここに細菌やがん細胞が流れてきたらやっつける働きをしているのです。

　がん細胞があまりにもたくさん流れてきて、リンパ球がやっつけきれない時、がん細胞はリンパ節で増殖することになってしまいます。これががん細胞のリンパ節転移です。

た側の脚が発赤し、腫れて痛みます。この血栓が剥がれて静脈の中を心臓に戻り、心臓からさらに肺に流れてゆくと、肺の血管を詰まらせてしまうことになります。命にかかわる症状が出るので大変怖いのです。ところでもっと怖いことに、健常者でも深部静脈血栓が生じることがあるのです。

Q「健常者に、命にかかわる深部静脈血栓が生じることがあるということは大変なことではないですか？」

A「ええ、一般の人がよく知っておられる"**エコノミークラス症候群**"です。長距離旅行や車中泊で長時間脚を動かさずに過ごして血流が悪くなり、

一口メモ　エコノミークラス症候群（肺動脈塞栓症）

　長時間のフライトや車中泊で座席に同じ姿勢で座ったままでいると、下肢の静脈の血の流れが悪くなり、血の塊（血栓）ができることがあります。血栓が生じた後、筋肉を動かしますと、血栓が静脈のなかを心臓に移動します。心臓からさらに肺に向かって移動する際、肺にゆく血管を詰まらせ、呼吸困難や胸痛などの症状が出て、大変危険な状態になります。

　予防としては、①長時間同じ姿勢をしないようにすること。2〜3時間に1回ぐらいは少し離れたトイレに行く。②足や足の指をこまめに動かす。かかとの上げ下ろしなどの運動を続ける。③飛行機の中は乾燥しているので、適度の水分を摂ることです。

　血栓ができても血栓が脚から移動していない時は、片側の脚の腫れと痛みを感じます。この時点で、すぐ病院へ受診する必要があります。でも血栓ができていても何ら症状がないことが多いようです。この場合は、肺の血管を詰まらせた時に、初めて重大な症状が出ます。肺の血管が詰まる重大な事態は、機内、空港、遅くとも旅行後1週間以内に出現します。

血栓ができる場合があるのです」

Q「病気やケガ、手術などに関連して生じる血栓は、注意のしようもありますが、楽しい旅行中に健常者に血栓ができるのは注意のしようもないですね」

A「一応エコノミークラス症候群の予防を一口メモにまとめておきます」

(3) むくみの対処と予防

　心臓病、腎臓病、肝臓病をはじめ、表E-5にあるむくみの原因となる病気で加療中の方は、その原疾患の治療を続け、主治医の指示に従うべきことはいうまでもありません。一方、エコノミークラス症候群の場合は、健常者に突然下肢のむくみや痛みが出現し、時には肺の血管が詰まるなど大変なことが起こります。この対策は一口メモを参照してください。

　さて、むくみの原因として最初に述べた自然なむくみの対処です。実際にほとんどのむくみは、病気と関係なく起こってくるものです。原因を除去してむくみを解消する方法というものはありません。日常生活のなかでむくみを予防・解消することのみです。以下の点に気を付けましょう。

①一日中、または長時間立ち仕事や座り仕事の人は、時々姿勢を変えたり、ストレッチをしたりして同じ筋肉の緊張が続かないようにする。昼休み時間は散歩したりして、脚の疲れを取るようにする

②仕事中も時々脚の屈伸運動をして、ふくらはぎの筋肉をよく動かす

③お風呂でお湯にゆっくりつかること、お湯と水のシャワーを交互に繰り返し、下肢の血行を刺激する

④就寝前に脚のマッサージをする。脚を少し高くして寝る

⑤塩分の摂り過ぎに注意。塩分は高血圧のみならず、むくみの大敵

⑥蛋白質、ミネラル不足にならないこと。蛋白質は血管から水分の過剰の漏れ出しを防ぐ。カリウムは余分な塩分を体外に排泄するように働く。カルシウムやマグネシウムは筋肉の働きに重要で、筋力増強、ひいては静脈の流れをよくする

E-4 下肢静脈瘤

下肢静脈瘤は脚のすねより少し下あたりの血管が、うねってコブのように膨れる病気です。軽症も含めると女性では50歳以上では7～8割の方が、相当するといわれるぐらい、非常に頻度が高いようです。良性の変化で、多くは治療をしなくても健康を損なうことはありません。しかし、ある程度進行しますとそれ相応の症状が出て、苦しむこともあり、とくに女性では、目立ってくると見た目に美容上の問題が出てきます。

なぜ、下肢の静脈に出て、上肢静脈瘤がないのでしょうか？ 下肢静脈瘤はなぜ起きるのでしょうか？ どのような症状が出るのでしょうか？ 予防や治療法はあるのでしょうか？ このような点についてまとめます。

(1) 血管としての静脈の一般的な知識（"静脈の不思議"の理解）

私達の体の血管系は心臓から大動脈を経て、大血管から小血管になり、最後は毛細血管となって体の隅々に至るまで血液を送っています。心臓から体の各臓器・組織までの血管が動脈です。毛細血管から再び小血管を経て大血管になり、そこを通って血液が心臓に戻りますが、これが静脈です。

脚の静脈（太い主たる静脈）をP.160の図E-3に示します。主な静脈は3本ありますが、2本の表在静脈と中心部の太い深部静脈です。この3本の静脈は足の先から血液を集め、集められた血液は静脈血として心臓に還ってゆきます。

当たり前のように思いますが、よく考えてみると不思議なことに思い当たります。心臓から大動脈に出た動脈血が、頭へも上・下肢にも流れてゆくのは、心臓のポンプ作用を考えれば、動脈血の流れは何となく納得できる気がします。一方、静脈血は眼に見えない毛細血管から心臓に戻りますが、どのような力で戻れるのでしょうか？ 毛細血管から押し出す力はほとんどないでしょうし、動脈血を動かす心臓のような強いポンプがあるわけでもありま

せん。とくに下肢では真上に静脈血が上昇しなければなりません。不思議なことです。しかし、この不思議を説明するところに、「下肢静脈瘤がなぜ起こるのか？」の疑問を解く"カギ"があるのです。

Q「何の力もなくて、図E-3の下肢の静脈血が上昇できていることは、重力の法則から考えると不可解ですね？」

A「そうです。何らかの力を考えねば説明できません」

Q「それがあるのですか？」

A「2つの力が、重力に逆行する静脈の流れに貢献していると考えられています。1つは脚の筋肉の伸縮に伴って生まれる筋ポンプ作用です。もう1つは呼吸によって横隔膜が上下しますが、その際、胸腔と腹腔の内圧が変化することにより、静脈中の血液が引っ張り上げられることによると考えられます。わかるようなわからないような難しいところです。筋ポンプ作用についてP.161の図E-4で説明しましょう」

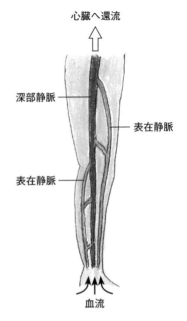

[図E-3] 下肢の静脈系

脚の中央にある1本の太い血管（濃い管）が足の中心部、つまり深い所を走る深部静脈です。皮膚の浅い所の血管（薄い管）は表在静脈で2本あります。表在静脈は所々で深部静脈につながっており、下肢の静脈血はすべて深部静脈に入り、心臓に戻ります

下肢のふくらはぎの動きをイメージしてください。筋肉も皮膚も脚の動きとともに伸縮します。組織の伸縮に従って静脈は圧迫されたり縮んだりします。圧迫によって静脈血は上へ押し上げられる力が生じます（図E-4ⓐ）。また、

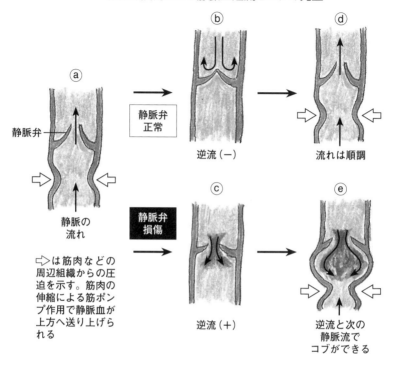

[図E-4] 筋ポンプ作用によって生じる静脈の流れおよび
静脈弁損傷による静脈血逆流とコブの発生

図には示せていませんが、呼吸によって腹腔と胸腔の内圧が変化し、静脈血は腹部から胸部に向けて引き上げられる力が生じます。このような力によって静脈は下肢から心臓に還っているのです。

Q「筋肉の伸縮がポンプ作用になるとしてですね、筋肉が伸縮するということは押し上げられる力が働いている時と、緩んで押し上げる力がない時があるのではないですか？」

A「そうですね」

Q「静脈血を押し上げるポンプ作用のない時は、下肢静脈を上昇中の静脈血

が重力によってずり下がることはないのですか？」

🅐「鋭い質問です。その心配通り、静脈に何も仕掛けがなければ、静脈血が静脈のなかでずり落ちます。しかし、そうならないうまい仕掛けが静脈にあるのです」

🅠「なるほど、そこが静脈の"ミソ"ですね？」

🅐「そうです。静脈の弁がそれを防いでいるのです」

　静脈の内面には図E-4ⓐに示すような弁があります。下から上へ静脈の血液が押し上げられる時は、①のように弁が開きます。押し上げる力がない時は、血液がずり落ちかけますが、弁が閉じて血液の落下を防ぐのです（図E-4ⓑ）。この弁が何らかの原因で破損すると、弁が完全に閉じられません。そうしますと、血液の落下を防げず、静脈血は逆流してしまいます（図E-4ⓒ）。押し上げ筋ポンプ圧で次の静脈血がくると、健常弁では①と同じように静脈血が順調に上昇します（図E-4ⓓ）。一方、破損弁静脈では静脈血の逆流と、下から新たな静脈血がぶつかり静脈が膨れます（図E-4ⓔ）。これが続いて固定すると、ここにコブができますが、これが静脈瘤です。

🅠「静脈の不思議とは何ぞやと思いましたが、静脈のなかを重力に逆らって上昇する血液の流れを可能にする仕組みなのですね」

🅐「そうです。静脈弁の力なのです」

🅠「弁の破損で静脈の本来の働きができなくなる！」

🅐「そう、そうして静脈瘤が生まれるのです」

(2) 下肢静脈瘤の原因と要因

　下肢静脈瘤ができるリスクとして、遺伝、妊娠と出産、それに立ち仕事などが考えられています。親が下肢静脈瘤の方は、なりやすいので遺伝的な体質があるようです。男性より女性がなりやすい病気で、妊娠や出産

が影響していると考えられます。立ち仕事に従事している人、とくに歩き回ることなく、何時間も立ちっ放しという人に下肢静脈瘤が発症しやすくなるようです。この場合、女性のみならず、男性もリスクが生じます。

静脈の弁が壊れることが下肢静脈瘤の直接の原因となります。立ち仕事、妊娠や出産で弁に負担がかかる状態が続くことで、徐々に弁が壊れてゆくためと考えられています。しかし、妊娠・出産を経験し、立ち仕事に従事している人でも下肢静脈瘤になる人とならない人がいます。したがって、遺伝的、体質的な原因があるのでしょうが、弁が壊れる詳細なメカニズムはやはりよくわからないということになります。

(3) 下肢静脈瘤の症状

下肢静脈瘤は一目瞭然です。主にふくらはぎの内側や太ももの静脈がボコボコとコブのように膨らみます。見た目にも悪く、女性ではスカートや短パンをはけない等の美容上の問題が生まれます。

[表E-6] 下肢静脈瘤の症状

①静脈がコブのように膨らむ
②脚がむくむ
③脚がしびれる、だるい、重い、痛い
④脚がつりやすい(こむら返り)
⑤脚が黒ずんでくる、湿疹が出る
⑥ひどくなると皮膚に潰瘍ができる

Q「見た目の問題だけですか？ほかに不快な症状が出ませんか？」

A「見た目に悪いですが、それだけでなく、表E-6のような気になる自覚症状も出ます」

Q「表の症状②③は何となくわかります。こむら返りも起こりやすいのですね？」

A「そうです。むくみはP.152で、また、こむら返りはP.166で述べてあります」

Q「ひどくなると、⑤や⑥の症状が出るのですね。これは治療が必要ですね？」

A「下肢静脈瘤があっても、自覚症状を感じない人は、次に述べる予防や日常生活の注意でよいでしょう。一方、見た目が気になりつらい、脚の症状がつらい、さらに表E-6の⑤や⑥のような皮膚に異常が生じている場合

は治療すべきといえるでしょう」

(4) 下肢静脈瘤の治療と予防

　下肢静脈瘤の治療には3つの方法があります。①弾性ストッキングを使って下肢を圧迫して、静脈に余分な血液が溜まるのを防ぐ方法、②静脈に硬化剤を注入して、静脈を固めてしまう方法、それから③手術ですが、手術には静脈を引き抜く方法と、レーザーで静脈を焼く治療があります。

　どの方法がよいかは、患者さんが静脈瘤の程度と自分の希望などのもろもろの条件を主治医と相談して、適切な治療法を決めてゆくことになります。

Q「手術に至るまでに、自分で予防、または症状が出てもひどくならないように注意することはあるでしょうか？」

A「もちろんあります。妊娠や出産、それに遺伝的体質は避けられません。自分でできる努力は、肥満にならないこと、肥満の解消と立ち仕事に対する対策です」

Q「立ち仕事の職業の人はどうすればよいですか？」

A「数時間に1度、足を椅子の上に乗せたりする姿勢をとり、立ちっ放しを避けること、動かずに立ち続けるのは最悪ですので、立ち仕事中もできるだけ脚を動かしたり歩いたりすることです。脚を動かしていれば、多少は血液の停滞を軽減できます」

Q「脚を動かすということは、筋肉のポンプ作用を強めるということになるからですか？」

A「その通りです」

Q「治療だけでなく、予防的に弾性ストッキングを着用するというのはどうでしょう？」

A「ええ、その方法が最も予防効果が高いようです。治療的な面もありますので、医師から指導を受けるのがよいと思います」

一口メモ	静脈瘤の血栓から脳梗塞になることは？

　下肢静脈瘤があると、「静脈が膨れてコブになったところに血の塊（血栓）ができ、それが飛んでいって脳梗塞を起こしたりすることはないのでしょうか？」という心配をされることが多々あります。結論からいうと、皮膚の表在静脈の静脈瘤に血栓ができて、それが脳に流れていって脳梗塞が起こるということはないようです。ところが静脈に血栓ができ、それが飛んでいって、大きな血管に詰まる、命にかかわる大変な病気があります。しかしこれは、下肢の深部静脈（P. 160の図 E-3）に生じる血栓が原因で起こる病気で、エコノミークラス症候群です。深部静脈の血栓は、P. 157の一口メモを参照してください。

E-5 こむら返り

　睡眠中に突然足がつって、強い痛みのために飛び起きたということは、多くの人が経験しておられるのではないでしょうか。ふくらはぎの筋肉がとくにつりやすく、ふくらはぎを「こむら」というので、「こむら返り」と一般にいわれます。自然に治るので、病気ではないように思いますが、相当痛いので大丈夫かな？と気になります。また、たびたび起これば体のどこかに、何か悪い原因があるのではないかと心配にもなります。そこで、病気のような、病気でないような「こむら返り」について考えてみましょう。

Q「こむら返りは筋肉が痙攣することですね？」

A「そうです。ふくらはぎの筋肉を図E-5に示します。ふくらはぎ、別名こむらの筋肉は正式には腓腹筋といいますが、この筋肉に痙攣が起こるので、こむら返りといわれます」

Q「体のほかの筋肉が痙攣することはないのですか？」

A「いいえ、ほかの筋肉でも痙攣することがあります。力を入れた場所、例えば首、背中、肩、腕、太ももなど、どこでも起こりえます」

Q「それならなぜ、こむら返りというのですか？」

A「こむら、つまりふくらはぎで最も起こりやすいからです。起こっていることは筋肉の痙攣で、どこの筋肉でも同じような痙攣が起こります」

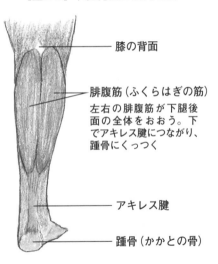

[図E-5] 下腿背面の筋肉と腱

- 膝の背面
- 腓腹筋（ふくらはぎの筋）
  左右の腓腹筋が下腿後面の全体をおおう。下でアキレス腱につながり、踵骨にくっつく
- アキレス腱
- 踵骨（かかとの骨）

(1) こむら返りの原因

こむら返りは誰にでも起こることで、関心も高いと思いますが、実のところこむら筋の異常収縮の本当の原因はわかっていないのです。ですが、こむら返りが起こりやすい状況はいくつか挙げることができます（表E-7）。これをこむら返りの原因といえるかどうかは別として、一般的には、加齢、運動、脱水、妊娠に関連して起こりやすい状況が生まれるようです。加齢は後回しにして、まず筋肉を使う運動に関係したこむら返りから説明します。

[表E-7] こむら返りの起こりやすい状況

① 運動開始直後、または激しい運動後
② 水泳（冷水）による筋肉冷却
③ 水分不足や大汗、下痢による脱水
④ カルシウムやマグネシウムの不足
⑤ 妊娠
⑥ 加齢
⑦ いろいろな病気や、薬の服用に関係

Q「激しい運動をした後、筋肉が疲労した際に起こりやすいのは何となくわかります。ところが運動開始直後にも起こることがあるのですね？」

A「そうです。運動前の予備体操（ストレッチ）不足でも起こります」

Q「運動中はどうですか？」

A「もちろん起こります。水泳中や、陸上での運動中にね。水泳は筋肉が疲れるほかに、冷えることも原因になります」

Q「体の中の、水・ミネラル成分の変化も原因になるのですね？」

A「大汗や下痢による脱水とともに、カルシウムやマグネシウムなどのミネラルバランスが崩れると起こりやすくなります」

筋肉の伸縮にはカルシウムやマグネシウムの適正な働きが必要なのです。脱水で体が水分不足になったり、カルシウムやマグネシウムが不足したりする状況では、筋肉の伸縮が不規則になりがちで起こりやすくなるのです。妊婦さんに多くみられる原因ですが、いろいろ考えられます。胎児に取られるためミネラル不足になることに加え、体重増加で筋肉にそれまでになか

った余計な負荷がかかることが原因と考えられます。

Q「高齢者は起こりやすいとか、睡眠中によく起こるという人もいますが？」
A「その通りです。それぞれについてもいろいろな複合原因が考えられます」
Q「高齢者は一般に筋力が低下していますね。それが原因ですか？」
A「そうです。それと慢性的な運動不足がありますので、ちょっとした筋肉の衝撃で起こってしまうのです。また、高齢者は夜にも起こりやすくなります」

　睡眠中に起こるのにもいろいろな原因が考えられます。下肢の体温が低下すること、ふとんの重みで足先が伸びた状態になっている（仰向け寝で足先が足裏の方へ押し下げられている）ため起こりやすいようです。これも筋肉の疲労の一つの形になるでしょう。
　こむら返りの多くは健常人にみられる一過性のものです。でも時には底流に潜む病気に原因がある場合もあります。まず、脊柱管狭窄症などの整形外科的な腰の病気で起こりやすくなります。また、腎臓病（とくに透析中の人）、糖尿病や肝硬変、甲状腺・副甲状腺、副腎の病気、ある種の降圧薬や、コレステロール降下薬の服用に関係して起こることもあります。

(2) こむら返りの止め方

　こむら返りが起こった時は、右の図E-6のように足のつま先をつかんで、すねの方へ近づけるように曲げ、つったふくらはぎを伸ばすようにします。8秒くらい、その状態を続け、ゆっくり元に戻し、また、同じ動作を繰り返すことを痛みがなくなるまで続けることです。コツはふくらはぎを伸ばすというより、「アキレス腱を伸ばす」と

[図E-6] こむら返りを止める方法

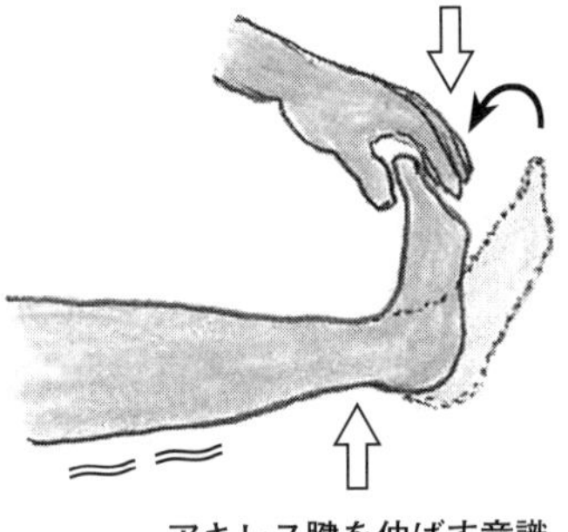

つま先をつかんですねの方へ曲げる

アキレス腱を伸ばす意識

いう意識ですることです。

Q「睡眠中や陸上での運動中に起これば、図のようにするとして、水泳中に起こればどうしますか？」

A「プールで立てる場合は、つっていない方の足で片足立ちし、つった方の足の膝を曲げ、つま先をつかんで曲げてふくらはぎを伸ばします」

Q「海で、立てない場合は？」

A「浮かんでじっとしていることです。痛みは1分くらいで治まります。慌てないことです」

(3) こむら返りの予防と治療

たびたびこむら返りを起こす人は表E-8のような点に気を付けるとよいでしょう。ごくありきたりのことですので、個々に説明する必要もないでしょう。

それでも予防が功を奏さない場合、こむら返りに対する漢方薬があります。芍薬甘草湯です。かなり有名な薬で、一般の方も知っておられます。症状の頻度と経過にもよりますが、就寝前に1包頓服的に服用するか、1日3回2週間程度服用するのがよいでしょう。2週間以上の長期服用は、必要ないですし、副作用という問題も生じますので避ける方がよいでしょう。

[表E-8] こむら返りの予防

---

①日頃から運動習慣（ウォーキング等）をつける

②運動前に予備体操（ストレッチ）をする

③運動前からスポーツドリンクでしっかり脱水対策をしておく

④筋肉を冷やさないようにする

⑤睡眠中に起こしやすい場合は、寝る前にマッサージやストレッチをする。布団の重みで足のつま先が押し下げられないように、布団を軽くする

健康長寿を目指す知識と知恵 No.4 (4/7)

〔No.1 (P. 40) → No.2 (P. 82) → No.3 (P. 140) より続く〕

〔5〕活性酸素はどのような悪い影響を及ぼすのか？

活性酸素は「活性化された酸素」のことで、いろいろな物質にすぐにくっつく性質を持った酸素のことです。

① 細胞内の蛋白質や酵素に片っ端からくっついて、蛋白質を変性させ、蛋白質の機能を障害します。細胞の働きが悪くなり、細胞の老化が進行してゆきます

② 活性酸素のために生活習慣病が促進します。例えば、悪玉コレステロールにくっつき、超悪玉コレステロールとなり、動脈硬化が非常に起こりやすくなり、心筋梗塞・脳梗塞の発生が増えます

③ 活性酸素は遺伝子にもくっついて遺伝子を変化させ、がんの発生を高めます

ではなぜ、「老」と「病」が40歳頃から進行する、または起こりやすくなるのでしょうか？ これが次項の課題です。

⇨ P.198へ続く

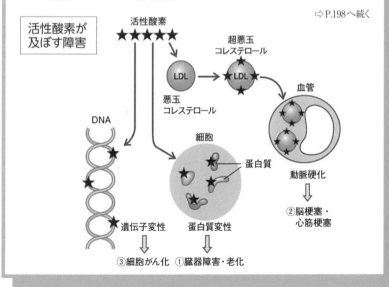

F

整形外科系の症状

● F-1 急性腰痛

腰痛には、ある日突然、何らかのはっきりした原因があって強い疼痛が起こる急性腰痛と、いつとはなく、また、特別な原因もなく始まり、長期に漫然と続く慢性腰痛があります。両者は、急性と慢性の違いと片付けてしまえない側面を持つ病気であることがわかってきました。ここでは前者の急性腰痛を解説します。

● F-2 慢性腰痛

慢性腰痛には急性腰痛をひき起こした後に、3、4カ月以上経ても依然として鈍い腰痛が続くケースと、特別なイベントがなく、いつからともなく腰痛が出現し、3、4カ月以上も長期に渡って続くケースがあります。また、MRIの画像検査で腰椎に何ら異常がないのに慢性的に続く腰痛が増えています。この点を含め、ここで慢性腰痛の実状を考えましょう。

● F-3 関節の痛みと腫れ

関節は骨と骨が交接するところです。この関節にさまざまな原因で炎症が起こりますと、関節炎になり、痛みと腫れが生じます。ここでは日常最もよく見られる関節炎として痛風、関節リウマチ、変形性膝関節症、肩関節周囲炎(五十肩)の4つをとり上げます。

● F-4 高齢者の筋力低下

一般に多くの病気は、40歳頃から始まる加齢とともに起こってきます。その一つに運動機能の低下した状態であるロコモティブシンドロームがあります。そのなかで最近とくに問題になってきた病気がサルコペニアです。サルコペニアとは、筋肉が衰え(筋肉減少)、筋力低下を来すために、身体機能が低下する病気です。ここで、サルコペニアをとり上げます。

F-1 急性腰痛

　一口で腰が痛いといっても、腰痛には、ある日突然、それなりのきっかけがあって強い疼痛が起こる急性腰痛と、いつとはなく、また、思い当たる原因もなく始まり、長期に漫然と続く慢性腰痛があります。両者は、急性と慢性の違いと片付けてしまえるほど、簡単な分け方で済まされない側面を持つ病気であることがわかってきました。急性腰痛の引き金ははっきりしており、それに対する治療や対策は従来から行われてきた通りです。一方、慢性腰痛はその概念が最近大きく変化し、それに基づき治療の考え方も進んでいます。したがって急性腰痛と慢性腰痛を別々に対処することが必要となり、ここでは前者の急性腰痛を解説することにします。

(1) 脊椎（背骨）の構造

　急性の腰痛症を理解するためには、背骨の構造を知っておかねばなりません。体の軸となる背骨は、椎骨と呼ばれる骨が上下に24個連なって形成されています。

Q「椎骨が一つの基本ユニットなのですね？」
A「そうです。P.173の図F-1で、基本ユニットとしての1つの椎骨をⓐに、上下3つの椎骨が連結した状態をⓑに示します」
Q「図F-1ⓒは背骨の全体像ですね？　頸椎、胸椎、腰椎はすべて椎骨のことですね？」
A「そうです。頸部では頸椎、胸部では胸椎、腰部では腰椎で、同じ椎骨に変わりはありません」

　図F-1ⓐで、1個の椎骨の構造を説明します。1個の椎骨を真上から見ると、椎骨は前方（腹側）の円盤状の骨と、その背側にあって左右と後方に突出した複雑な構造をした骨が合体して、1つの骨になっています。中

[図F-1] 背骨、脊柱管と脊髄の構造

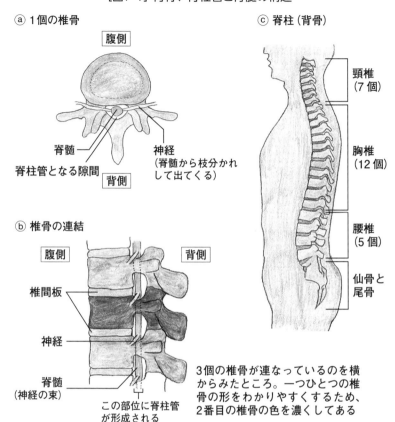

心部には丸い隙間（空間）がありますが、この隙間が上下に連なって脊柱管となります。その中を脊髄（神経の束）が通っています。

Q「図F-1のⓑでは椎間板が出てきますね。椎間板ヘルニアの椎間板ですね？」

A「ええ、椎骨同士の連結を示す図F-1ⓑで、横から見て、上下に2個連なった椎骨の腹側の円盤状の骨と骨の間にあるのが軟骨性の椎間板です」

Q「椎間板の役割は？」

🅐「椎間板の軟骨の中心部にはゼラチン様の柔らかい物質があり、これで椎間板はクッションの役目を果たせるようになっています」

　24個の椎骨（頸椎は7個、胸椎は12個、腰椎は5個）は上下に連なります。さらに椎骨全体は、前後も左右も、筋肉と靭帯できっちり固定され、1本の脊柱（背骨）を形成します。脊柱の中心部では図F-1ⓐで見られる椎骨の中心の隙間も連なって、頸から腰まで一本の空管を作ります。これが脊柱管です。この脊柱管の中を神経の束である脊髄が走っています。

🆀「脊柱管狭窄症という病名をよく聞きますが、その脊柱管なのですね。こうして管ができるのですか！　なるほど、わかりました」
🅐「これから出てくる病名としての椎間板ヘルニアや脊柱管狭窄症については、この背骨の構造をあらかじめ知っておくことが必要です」
🆀「そうですね。椎間板や脊柱管を知らないで、それらの病気をよく理解できないことがわかりました」
🅐「では次から急性腰痛の病気の説明に入りましょう」

(2) 急性腰痛の原因

　急に腰に激しい痛みが出て、歩けなくなったりする急性腰痛の原因としては、「椎間板ヘルニア」と「ぎっくり腰」があります。いずれも、重い物を持ち上げようとしたり、咳やくしゃみをした時や、急に腰を捻（ひね）る動作をした時などに起こります。

🆀「椎間板ヘルニアでは、どこがどのようになるのですか？」
🅐「椎間板ヘルニアでは腰椎と腰椎の間（骨と骨の間）のゼラチン様物質の椎間板が潰れて、後方の脊柱管の方にはみ出し、脊柱管を走っている脊髄を圧迫します。P.175の図F-2のⓐが正常の脊柱管と脊髄の断面図です。図F-2ⓑのケース①が、椎間板ヘルニアによる脊髄の圧迫を示しています。

なお、同じ図F-2ⓑに出ている②については次項の慢性腰痛で述べます」

　椎間板ヘルニアが起こりますと、急激に猛烈な痛みが腰から臀部や大腿の背面にかけて出ます。ぎっくり腰の場合は、椎間板ヘルニアと同様の急な激しい痛みが出ますが、腰部のみです。ぎっくり腰は椎間板が潰れるのではなく、後方に少し飛び出して神経を圧迫するか、または腰椎を固定している筋肉や靭帯が急激な変化に耐えられず傷つくことが原因です。

[図F-2] 背骨の断面からみた脊髄神経の圧迫

ⓐ 正常脊髄断面

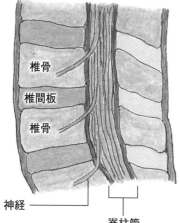

ⓑ 脊髄（神経）の圧迫

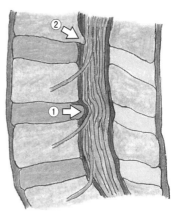

①椎間板の後方への飛び出し

②椎骨の変形による脊髄（神経）の圧迫

(3) 診断と治療

　診断はMRI検査で行われます。MRIで椎間板がヘルニア（飛び出し）を起こしていることがわかります。ぎっくり腰で、腰椎を支える筋肉や靭帯が傷ついた場合は、MRIには写りません。

椎間板ヘルニアもぎっくり腰も、多くは安静と消炎鎮痛剤で軽快してゆきます。椎間板ヘルニアの場合、それらの処置で症状が治まらなければ、神経ブロック注射が有効で、どうしても症状がとれない場合の最後の手段が手術です。

発症直後の1～2日は患部は冷やし、その後は温めるようにします。湿布はよいですが、急性期のマッサージはよくありません。

(4) 経過

急性期は一般的には2～3週間で、ほとんどの場合、3～4カ月以内に症状は一旦軽快します。強い腰痛ではなく、軽めの腰痛が3～4カ月以上続く場合は、慢性腰痛となります。炎症はおさまっているはずですので、漫然と消炎鎮痛剤を続けるのは不適切です。慢性腰痛にはそれなりの治療法があり、項を別にして述べることにします。

(5) 再燃

一旦軽快した後、何らかの負荷がかかって腰痛が再燃することがあります。急性腰痛を来す原因となったような強い負荷で、強い痛みが出た場合は、急性腰痛と同じ対処です。

一方、長時間の立位や坐位、歩行などで軽めの腰痛が出た場合は、とりあえずは弱めの消炎鎮痛剤と湿布でよいでしょう。

F-2 慢性腰痛

慢性の腰痛症には症状の出現様態により、2通りあります。1つ目は、急性腰痛をひき起こした後に、強い腰痛は軽減するも、3、4カ月以上経ても依然として鈍い腰痛が続くケースです。2つ目は、特別なイベントがなく、いつからともなく腰痛が出現し、3、4カ月以上続く腰痛です。前者の主な原因は急性腰痛の原因を引きずっていることが考えられます。一方、後者の原因は主に腰部脊柱管狭窄症と変形性脊椎症によるものです。いずれにしても2つのタイプの慢性腰痛には腰椎に何らかの原因があるのが一般的です。それに対し、最近、MRIの画像検査で腰椎に何ら異常がないのに慢性腰痛を訴える人が増えています。これは対策が異なる、複雑な腰痛です。この点を含め、ここで慢性腰痛の実状を整理してみましょう。

(1) 慢性腰痛の原因

Q「慢性腰痛も画像検査で明らかとなる原因がありますか？」

A「ええ、MRIでわかる原因の慢性腰痛として2つの代表的な腰椎の変化があります。腰部脊柱管狭窄症と変形性腰椎症です」

Q「前者は難しそうな病名ですが、最近よく聞きますね」

A「難しい病名と思われるでしょうが、要は脊髄が通っている脊柱管（急性腰痛の項のP.173の図F-1）が狭くなり、脊髄（神経）が慢性的に圧迫される状態のことです」

Q「脊柱管の狭窄は急に起こるのですか？」

A「いいえ、ゆっくり進行する椎間板ヘルニア、脊椎すべり症や、後述の重度の変形性腰椎症などにより徐々に起こってゆきます。したがっていつとはなく始まる慢性腰痛症となります」

椎間板ヘルニアは、一般的にはP.175の図F-2ⓑ（ケース①）で示すような椎間板の後方への飛び出しが急に起こります。この変化がゆっくり起こ

ってきますと、脊柱管の狭窄が徐々に進行し、痛みもいつからともなく出現し慢性的に持続します。脊椎すべり症は、5個の腰椎のうち、ある部位の腰椎が前方へずれる病気です。脊柱管もずれるため、そのずれた部位で狭くなります。また、脊柱は靭帯で固定されていますが、脊柱への長年の負荷により靭帯が分厚くなり、そのため脊柱管が圧迫され狭くなることもあります。いずれにしても脊柱管の狭窄を起こすために、神経が圧迫され、腰痛や下肢の痛み、しびれ感が出ます。脊柱管狭窄により起こる、これらの症状の特徴は、歩き出してしばらくすると痛みやしびれで歩けなくなるが、少し休むと症状がなくなり、再び歩けるという「間欠性跛行」と呼ばれるものです。

Q「2つ目の変形性腰椎症とは腰椎が変形してくる病気ですか？」

A「そうです。加齢に伴い腰椎（骨）が変形し、P.175の図F-2ⓑの②のように、脊髄や神経を圧迫する結果、腰痛を来すものです」

Q「脊柱管狭窄症と同じような腰痛が出るのですか？」

A「こちらの典型的な腰痛は少し違います。初期には脊髄でなく、分岐した神経を圧迫して次のような初期症状が出ます。起床後の1～2時間、腰が張った感じがしたり、前かがみの姿勢での洗顔などの際、腰が伸びにくい感じがします」

Q「ひどくなればこれも脊柱管狭窄症の原因となるのですか？」

A「変形がひどくなれば、背骨が左右どちらかに屈曲して、後方の脊髄を圧迫して脊柱管狭窄症の一つの原因となります」

(2) 診断、治療

　診断はやはりMRI検査が必要です。脊柱管狭窄や腰椎の変形の程度が高度で、神経への圧迫が強い場合は、外科的治療となります。しかし、よほどの重症でない限り、「すぐ手術」ということにはならないようです。

Q「手術しないのなら、何か薬がありますか？」
A「だからといって、腰部局所に炎症が続いていない場合の慢性腰痛に対しては、急性腰痛に処方する消炎鎮痛剤や湿布では、満足できる効果は望めないことが多いようです」
Q「それならどうするのですか？」
A「慢性腰痛の場合は、とりわけ脊柱管狭窄症に対しては、局部の血流を改善する薬が効果的です」

　脊柱管のなかを神経と一緒に神経栄養血管が走っています。この血管も圧迫されて血流が悪くなっています。神経栄養血管の血流を改善する薬によって、神経機能障害が軽減され、症状が緩和されます。それとともに適切な腰痛体操や歩行などを続ければ、症状の緩和を図ることができます。

(3) 日々の対処

　慢性腰痛に対しては、日々の対処が重要です。40代以降の慢性的な腰痛の多くは、加齢による骨、筋肉、靭帯の劣化が原因です。日頃から運動不足にならないように腰痛体操や歩行で、適度に腰を使い、腰椎を支える筋肉や靭帯の衰えを防ぐように心がけましょう。

Q「日々腰痛体操をするのがよいのですね？」
A「そうです。歩行で脚の筋肉の衰えを防ぐこと、腰痛体操で腰椎を柔軟に保つことが効果的です。最も簡単な腰痛予防、または軽減のための体操を図F-3に示しておきます」

　日々の対処とは別に、仕事のため常に重い物を運んだり担いだりする状態が長く続くと、いずれ腰の病気が起こるのは、やむを得ません。
　ところで最近、慢性腰痛の概念が変化し、それに伴い治療がかなり変化・進歩しています。この点について次項で述べます。

[図F-3] 最も簡単な腰痛体操

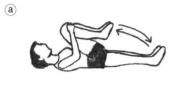

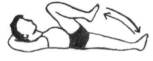

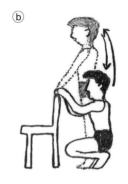

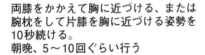

両膝をかかえて胸に近づける、または腕枕をして片膝を胸に近づける姿勢を10秒続ける。
朝晩、5〜10回ぐらい行う

椅子につかまったまま、立つ、しゃがむ動作を繰り返し行う

(4) 慢性腰痛の概念の変化と治療の進歩

　急性腰痛の強い痛みが軽快し、そのあと局所の炎症は治まっていると思われる3〜4カ月以後もずっと慢性的に腰痛が続く場合があります。しかし、それより多い慢性腰痛は特別な腰のイベントがなく、いつとはなく起こってくる腰痛です。また、このような腰痛の大半は、MRI検査の画像診断で腰部に特別な、大きな所見がないのです。しかし、当人の苦痛は大きいためQOLを低下させ、老化を促進させますので、その対策は重要です。

❶ 慢性腰痛の神経的要因

　腰部等の局所に痛みを発する炎症性の大きな原因がないのに、いつまでも痛みを感じる慢性腰痛を理解するためには、痛みを感知したり、伝導する痛覚伝達のメカニズムを知らねばなりません。

Q「痛みは痛みを感知する知覚神経によって局所から脳に伝えられるのではないのですか？」

[図F-4] 痛みを伝導する神経と抑制する神経

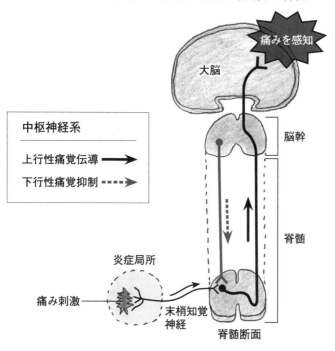

痛み刺激は末梢知覚神経によって感知され、脊髄に伝えられる。そこから、上行性痛覚伝導神経によって大脳に伝えられて痛みを感じる。一方、痛みの伝導を抑制する下行性神経が、痛みの伝導が過度にならないように働き、痛みの程度を調節している

A「それはそうですが、もう少し詳しく理解する必要があります。上の図F-4に示すように、痛みは腰（痛みの刺激部位）から末梢知覚神経によって脊髄に伝えられます。脊髄からは、脊髄−大脳上行神経によって大脳へ痛みが伝えられ、大脳で痛みとして感じることになります」

Q「末梢性と中枢性の2つの神経によって伝えられるというだけのことではないのですか？」

A「その点だけをいえばそうです。一方、痛みの感覚が過剰にならないように、

脳幹（大脳の根元）から脊髄下方に下行神経が走っており、この神経によって前述の上行神経の痛みの伝達シグナルが抑制されます」

　P. 181の図F-4に示すように、痛みを脳に伝える上行神経と、その伝達を抑制する下行神経がバランスをうまく調節して働くことによって痛みのレベルが適切になるように調整されています。この2つの神経の機能に異常が起こる、つまり上行神経が過敏になったり、下行神経の働きが鈍ったりしますと、腰にそれほどの痛みの原因がなくとも腰痛を感じるという異常事態が発生するのです。最近の研究で、慢性腰痛の多くは腰局所の問題ではなく、痛みを伝導したり、抑制したりする神経の機能異常によることがわかってきたのです。神経性慢性腰痛症といえるかもしれません。

❺神経性慢性腰痛症の治療

　3〜4カ月以上も続く腰痛は、もはや腰局所に痛みの原因となる大きな炎症が続いているとは考え難いのです。このような場合は、消炎鎮痛剤（いわゆる痛み止め）が効かないことが多く、いつまでも漫然とその服用を続けることは適切ではありません。

　そこで最近の治療の進歩ですが、上述の痛みを伝導する神経の働きを調節する薬を使って、慢性腰痛をコントロールすることが可能になってきています。まず、痛みを脳に伝える上行性神経の興奮を抑制する薬が先に開発されました。上行性痛覚伝導の抑制です。次に痛みの伝導を抑える神経活動が低下している場合、この抑制系を賦活して痛みの感覚を制御する薬が開発されました。それぞれの薬による大きな治療効果が認められるようになっています。

F-3 関節の痛みと腫れ

　関節は骨と骨が交接するところです。肘や膝のように大きな骨同士が交接する関節から、手指の小さい骨が微妙な動きができるように交接する関節まで、体には実に多くの関節があります。この関節にさまざまな原因で炎症が起こりますと、関節炎になり、痛みと腫れが生じます。関節炎の原因は多岐にわたり、また、症状の出方もいろいろで、それぞれの関節炎にはそれぞれの病名がつきます。関節炎という症状から解説するよりも、それぞれの病気について症状・原因を説明していく方がわかりやすいと思います。

　ここでは日常最もよく見られる関節炎として痛風、関節リウマチ、変形性膝関節症、肩関節周囲炎（五十肩）の4つをとり上げます。

(1) 痛風

　血液中の尿酸値が高い状態（尿酸値7.0 mg/dl以上）が高尿酸血症です。放置すると、尿酸が関節内に流れ出て、結晶化し、強い関節痛が起こります。これが痛風です。

ⓐ 痛風の症状と原因

Q「痛風は足の関節によく出るようですが？」

A「ええ、そうです。痛みのよく出る関節は足の親指のつけ根です。そのほか、足首、足の甲など、主に足首から先が多いのですが、膝、手首、肘などの関節にも出ることがあります」

Q「だいたい自分で見当がつくようですね」

A「ええ、発赤し、腫れて痛みますので、自分で"痛風みたいです"といって来院される方が多いようです」

　尿酸値7.0 mg/dl以上が高尿酸血症ですが、尿酸値が高くなるほど、

痛風が出やすいとは限りません。6〜7 mg台でも、大酒を飲んだり、激しい運動で大汗をかいた後に、一時的に急に血中の尿酸レベルが高くなり、痛風発作が出やすくなります。それも突然に激痛が出ることが多々あります。

❺ 高尿酸血症の原因

尿酸は体の中でプリン体が分解されて生じることはほとんどの人は知っています。プリン体とはDNA、ATPのような核酸類似の構造をしたものです。いろいろな酵素が順々に働いてプリン体が代謝分解され、最終的に尿酸になります。ですから、プリン体が体の中で増えれば尿酸がたくさんできることになります。ではプリン体はどこからくるのでしょうか？ 体の中のプリン体の由来を図F-5にまとめます。

[図F-5] 尿酸の由来

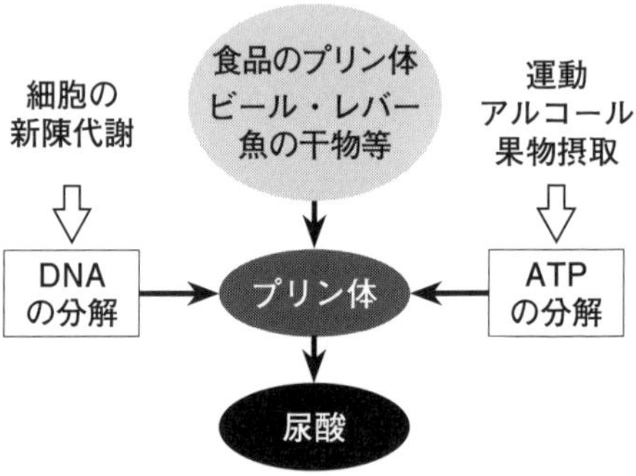

細胞の新陳代謝 → DNAの分解 → プリン体
食品のプリン体 ビール・レバー 魚の干物等 → プリン体
運動 アルコール 果物摂取 → ATPの分解 → プリン体
プリン体 → 尿酸

Q「まず外から摂り入れる食品に含まれますね。ビール、レバー、魚の干物などに多いのですね？」

A「ところが体に溜まるプリン体は食品からのみではなく、体の核酸（DNA）、または核酸類似成分（ATP）の代謝分解からも生じます。人体の60兆個の細胞は絶えず新陳代謝を繰り返しています。古くなって壊れた細胞のDNAが分解され、プリン体が生じます」

Q「DNAは何となくわかりますが、ATPとはどのようなものですか？」

A「ATPは細胞のエネルギー物質です。細胞はエネルギーを必要とする時、ATPを使って何か必要な作業をするのです。激しい運動をしたり、アルコールをたくさん飲むとATPの消費が急に高まり、ATP分解産物として

プリン体が、平時より一時的に非常に多量に生じます」

Q「ビール以外のアルコールも駄目なのですか？」

A「プリン体の少ないアルコールといえども、アルコール自体は体内で尿酸をたくさん作らせるため、高尿酸血症をひき起こします」

Q「ビールはプリン体の提供と、アルコールとしての性質によって二重に良くないことになるのですね？」

A「そうです。次に果物や果実ジュースですが、これを摂り過ぎるとATP消費が高まり、プリン体が多く作られます」

Q「えっ、果物も高尿酸血症の原因になるのですか？」

A「果物はブドウ糖（グルコース）のみでなく、果糖（フルクトース）という糖を多く含みます。この果糖（フルクトース）の代謝で多量のATPが消費されるためです。また、果糖が多く含まれる清涼飲料水の多飲によっても、果実ジュースの多飲と同様にプリン体産生が上昇します」

　このように、プリン体の豊富な食品そのものをたくさん摂らずとも、体内のプリン体はいろいろなことで増え、尿酸がたくさんできてしまうのです。

　次は高尿酸血症が起こるすべての原因についてです。高尿酸血症を来す原因は、プリン体の過剰供給だけではありません。尿酸は腎臓から尿に排泄されますが、アルコールは腎臓から尿への排泄を抑制します。尿に排泄されなければ当然血液中に溜まることになります。それから運動して大汗をかいたり、下痢で脱水状態になれば血液が濃縮されて、血中の尿酸濃度が上昇します。このように高尿酸血症の原因は実に多々あります。

● 痛風、高尿酸血症の予防と対処

　痛風の予防は、前述の高尿酸血症を来すもろもろのことに注意することにほかなりません。P.186の表F-1に日常生活の注意点をまとめます。

　高尿酸血症では関節に痛風が起こるだけでなく、内臓にさまざまな悪影響が出ます。これが大問題なのです。まず臓器としては腎臓です。腎機

能の低下が無症状の うちに、じわりじわりと 進行します。腎障害 で尿酸の排泄は抑制 されるので、両者は悪 循環に陥ります。次に 腎臓から尿に多量の 尿酸が排泄されるため 腎臓結石が生じやすく なります。腎臓から尿

[表F-1] 高尿酸血症に対する日頃の注意点

①食事の量を抑えて、体重を落とす
②プリン体の多い食品を控える
③体内でのプリン体増加につながる食品を制限する——果実、果物ジュース、清涼飲料水等
④アルコールの飲み過ぎに注意する
⑤水分を十分にとり、脱水を防ぐ
⑥過激な運動を控え、適度な有酸素運動をする
⑦ストレスを上手に処理する

管に石が流れると尿管結石で、尿管がつまって激しい痛みが出ます。さらに、高尿酸血症は高血圧を起こしやすく、高血圧による腎障害の悪化とともに、腎臓への二重の悪影響が起こります。

このように高尿酸血症は痛風だけでなく、痛風以外に重大な悪影響を来す病気です。痛風が出るか出ないかの問題ではないのです。高尿酸血症が日頃の注意で改善しなければ、服薬治療が必要になります。

(2) 関節リウマチ

関節リウマチは、体のあちこちの関節に炎症が起こり、腫れて痛む病気です。まず関節でクッションの役割を果たしている軟骨が、さらには骨が破壊され、進行すると関節の機能が損なわれ、変形して使えなくなります。関節リウマチは、免疫の働きに異常が生じるために起こる病気ですが、なぜ関節を侵す免疫異常が生じてくるのかはまだよくわかっていません。

ⓐ 関節リウマチの症状

関節リウマチは関節の痛みや骨の変形など、怖くて悪いイメージが強いため、1〜2週間も関節痛が続くと、「リウマチではないか」と心配して受診される人が多いようです。

Q「症状ですが、いきなりどこかの関節に腫れと痛みが出るのですか？」

A「そういうケースもあるかもしれませんが、関節リウマチには典型的な初期症状があります。朝起床後、両手首や手指が腫れぼったく、こわばって動かしにくいと感じますが、1～2時間くらいすると徐々に、この症状が軽くなってゆくというのが特徴的な初期症状で、『朝のこわばり』といいます」

Q「でもそのうち、どこかの関節に症状が出て固定してゆくのですね？」

A「そうです。その場合に初期に最も症状の出やすい関節は、手指および手首です。10本の手指、または手首のどこかの関節が赤みを帯びて腫れて痛みが出る、これが典型的なリウマチの関節炎症状です」

Q「どこか1カ所というより、複数の関節に同時に症状が出るのですか？」

A「そうです。いくつかの関節に同時に出ます。また、普通は両側性で、片側だけというのはリウマチではないかもしれません。病気の進行とともに、手指や手首のほかに、肘、足首、足の指の関節に症状が出ます」

　関節の炎症が持続性であれば、軟骨や骨が破壊され、痛みとともに関節は変形してゆきます。また、病気の進行とともに、関節以外の部位、皮膚や肺などにも病変が生じます。

❻ 関節リウマチの診断と治療

Q「関節リウマチの診断はどうするのですか？」

A「関節痛、または関節の違和感を訴える病気のうち、関節リウマチであると診断するのは、症状と検査によって慎重に行います」

Q「検査は血液検査ですか？」

A「血液検査が重要です。主な検査項目は、RF、抗CCP抗体、CRP、MMP-3などです。何を調べるかについては難しすぎますので、リウマチの診断のための血液検査と言うことだけでよいでしょう。そのほか、必要に応じてX線検査で骨の状態を見ます」

ある程度進行した関節リウマチの診断はさほど困難ではありません。しかし発症後間もない早期の診断は非常に難しいと言えます。

Q「関節リウマチの治療薬はあるのですか？」
A「ええ、治療薬は随分進歩しました。現在は、メソトレキセートというリウマチ薬が中心となって治療が行われています。非常に症状の軽い人は、もっと簡単な抗炎症剤でコントロールできるようです」
Q「痛みが強く、症状の重い人も何とかなりますか？」
A「炎症反応を抑える生物学的製剤（抗体療法）があり、メソトレキセートで効果が不充分の場合に使用を検討することになります」

従来は関節の破壊は徐々に進行すると考えられていました。ところが最近の研究で、発症から1～2年の間に急速に進むことがわかってきました。したがって、できるだけ早く関節リウマチを診断して、適切な治療をスタートすることが非常に重要です。病気のとらえ方も薬物療法のあり方も最近、劇的に変わりました。本質的には免疫病ですので、免疫に詳しいリウマチ専門医に診断、治療をお願いするのが良いでしょう。

(3) 変形性膝関節症

病名は一見難しそうですが、膝の痛みを訴える人のうちの最も一般的な病気です。程度の差はあれ、2000万人以上の人に起こっているといわれ、とくに高齢の女性に多くみられます。膝の痛みはほかにもいろいろな原因で起こります。膝のケガで関節内の半月板や関節外の靭帯を損傷したり、膝を捻挫したりして膝の痛みが出ることはよくあります。また、関節リウマチでも膝関節痛が起こりますが、それなりの病気です。外傷やリウマチなどの特別な原因がなく、中年以後にいつとはなく膝関節に痛みが出てくる場合は、変形性膝関節症が多いようです。

ⓐ 変形性膝関節症の原因

　一般に骨と骨が交接する関節では、骨の先端（交接面）が軟骨となっていて、軟骨がクッションの役目を果たしています（図F-6A）。これで骨と骨が直接ぶち当たっても、痛みが出ない仕組みになっています。膝の関節では太ももの骨とすねの骨が交接しますが、体重の数倍の荷重がかかるので、誰でも歳とともに膝関節の軟骨は摩耗してゆきます。軟骨がクッションの役目を果たせないほどすり減ると（図F-6B）、膝関節の痛みや変形が生じます。これが変形性膝関節症です。

[図F-6] 変形性膝関節症における膝関節の傷害

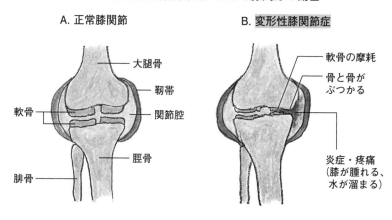

Q「原因はなんですか？」

A「いろいろな原因が絡み合って起こります。加齢、肥満、筋肉の衰え、Ｏ脚変形、ヒールの高い靴、膝の負担の大きい過度のスポーツなどです」

Q「女性の方に多いようですね？」

A「ええ、女性は男性に比べ、膝を支える筋力が弱いため、膝関節の負担が大きくなること、またＯ脚が多いことや、ヒールの高い靴をはく習慣で、膝への負担が男性より大きくなることが原因となります」

さらに中年以後、女性ホルモンの減少は骨密度の低下を来し、骨が弱くなるため、膝関節の変形を進行させやすくなります。このように種々の要因の絡み合いを考えると、日頃運動をせず、脚の筋肉が衰えている肥満女性は、中年以後が要注意です。

❺ 変形性膝関節症の症状

Q「膝痛の症状に特徴がありますか？」

A「ケガと違いますので、いつからかはっきりしないうちに正座や歩行時に膝痛が出て、ゆっくり始まり、徐々に進行してゆきます」

Q「初期は症状は軽いのですね？」

A「初期には動作の始めに痛みが出ることが特徴です。起床時の歩き始めや、椅子から立ち上がった時に、膝のこわばり、違和感または軽い痛みを感じます。この痛みは長く続かず、しばらく休むと消えます。また階段の昇降時、とりわけ体重の負荷のかかる降りに、膝痛が現われやすいようです」

　予防や対処としては、肥満の是正やヒールの高い靴をやめるなど、自分で改善できることを努力することが第一です。初期段階では、歳だからと簡単に自己判断せず、この病気のことを知ることです。初期に自分で気付き、正しく診断してもらうことが肝要です。膝関節に詳しい整形外科専門医の指導のもとに、筋力強化と適切な運動療法を続ければ、治せる例が多いようです。痛みを我慢して長い年月放置すると、すり減ってしまった軟骨は元に戻らず、そうなれば簡単に症状は改善しません。治療には消炎鎮痛剤の内服や、ヒアルロン酸製剤の関節内投与があります。軟骨がすり減ってしまえば、最終手段として人工関節置換となります。

(4) 肩関節周囲炎（五十肩）

　肩関節周囲炎という病名は聞き慣れないかもしれません。肩の痛みを感じる病気のうち、もっともありふれた病気で、俗に五十肩というものです。

40代以降に肩から腕にかけて、痛みと運動制限を訴える病気で、正式病名は「肩関節周囲炎」です。症状は肩関節の炎症のために起こってきます。

Q「肩関節周囲炎（五十肩）に特徴的な症状はありますか？」
A「ええ、5つの特徴があります。まず、①特別な原因がなく、②いつとはなく痛み始める。③40代以降、とくに50歳前後で起きやすい。④肩から腕にかけて痛みます」
Q「肩こりでも肩に痛みが出るのではないですか？」
A「ええ、肩こりでも肩に痛みが出ますが、肩こりは肩から首にかけて痛むので、痛み方が違います。⑤痛みのために腕の動きが制限されます」

　五十肩の場合、髪にブラシを当てるなど、腕を肩から上に上げることができないのが特徴です。痛みと運動制限は1年くらいの長きにわたって続きますが、時期がくれば自然に治ります。

Q「原因は何ですか？」
A「肩の筋肉は、肩甲骨の上から肩の関節を取り囲むように、腕の骨の肩側の先端につながっています。腕の骨にくっ付いている所は腱となっていますが、この腱の部分が老化してくること、さらに、40～50年の歳月の使い古し（金属疲労のようなもの）で炎症が起こってくることが原因です」
Q「そうしますと、関節の骨と骨の交接面ではなく、関節の外側の問題ですね？」
A「そうなりますね。ですから肩関節炎ではなく、肩関節周囲炎と言うのです」

　自分では無理だと気付かない程度の運動や、同じ動作（例えば荷上げ、荷下しなど、肩から上に腕を上げる作業）を長時間にわたって続けた後などに発症することが多いようです。でも突然症状が出るわけではないですから、やはりきっかけはわからないかもしれません。

Q「治るまで長くかかると聞きますが？」
A「ええ、一般的には年単位の経過で、その間に症状も変化します」

　初めは肩を動かす時に痛むだけなのが、そのうち動かさなくても肩から腕にかけてうずくように痛くなり、腕が上がらなくなってきます。うずくような痛みは最初の1〜2カ月間続き、この時期が急性期です。その後、痛みがやや落ち着く慢性期が2〜4カ月間続きます。さらに痛みはさほど感じないが、運動制限（腕を上げにくい）が残る回復期が3〜6カ月間続きます。全経過は1年〜1年半で、時期がくれば知らないうちに、うそのように症状がなくなってゆきます。

Q「治療は必要ですか？」
A「基本的には、自然に治る病気ですので、治療は必須ではありません。肩や腕の痛みが強い急性期は、薬で痛みや炎症を抑えるのも良いでしょう。ただし、痛みと炎症を抑える薬を服用しても、数時間しか効きません」
Q「肩を動かす方が良いですか？　動かさない方が良いですか？」
A「一般の方からよくある質問です。症状や経過に応じて、適切な肩関節の運動が良いというのが結論です。自分で無理やり動かすのは不適切な場合があり、かえって症状を悪化させることがあります」

　肩関節の運動に関しては、肩関節専門医のいる専門病院で、五十肩治療用の体操教室へ通院されると、かなり早く完治するケースもあるようです。痛みの強い人、早く治したい人には適しているかもしれません。

F-4 高齢者の筋力低下

一般に多くの病気は、40歳頃から始まる加齢とともに起こってきます。主な加齢関連疾患を表F-2に挙げています。命を脅かす重大な病気、命にすぐに関わらないが周囲に多大な迷惑をかける病気、年のせいで仕方がないと多少の諦めのつく病気等、さまざまです。このうち、一般の人に最もなじみの薄い病気はロコモティブシンドロームではないでしょうか？

［表F-2］ 主な加齢関連疾患

①生活習慣病と心筋梗塞、脳梗塞
②がん
③認知症
④ロコモティブシンドローム
⑤白内障
⑥聴力低下
⑦前立腺肥大症と女性の尿漏れ
⑧便秘症

ロコモティブシンドロームに含まれる病気は身近な病気が多いのですが、ロコモティブシンドロームという言葉がまだ一般社会に定着していません。実は、要介護に関係する重要な疾患群なのです。

ロコモティブシンドロームを和文名でいうと、運動器症候群となります。運動器とは、「体を支え、運動を実施する器官」で、これには骨、関節、靭帯、筋肉とそれを動かす神経が含まれます。ロコモティブシンドローム（以下ロコモと略します）とは、運動器の障害で、「立つ」「歩く」「座る」といった運動機能が低下した状態

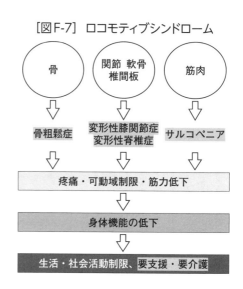

［図F-7］ ロコモティブシンドローム

です。ロコモになりますと、移動の自由や自立した生活が損なわれ、要支援・要介護状態に陥ってゆくことになり、ひいては人間の尊厳が脅かされます。

運動器は、骨、関節、靭帯と筋肉を含むので、それぞれの部位の障害でさまざまな病気が起こります。いずれも、立つ、歩く、座るなどの日常の基本的な運動機能の低下を来します。部位別の障害による病気をP. 193の図F-7に示します。このうち、筋肉が衰え（筋肉減少）、筋力低下を来すことによって、身体機能が低下する病気がサルコペニアです。骨粗鬆症、腰椎や膝関節の障害からくる病気は非常にありふれた病気です。一方、筋力低下を来す筋肉の病気はなじみが薄いため、ここで説明します。

(1) サルコペニアとは何ですか？

「サルコペニア」は、今世紀に入り、とりわけ2010年頃から医学会で盛んに取り上げられるようになった疾患、または疾病状態です。ロコモ同様にまだまだなじみが浅いため、「サルコペニアって、一体何なんですか？ どこの病気ですか？」という疑問を持たれる人が多いかと思われます。

Q「改めて聞きますが、サルコペニアとは何ですか？」
A「言葉自体を直接的に説明すれば、『サルコペニア』の『サルコ』は筋肉、『ペニア』は少ないという意味で、『筋肉が減った状態』ということになります」
Q「筋肉が減って少なくなれば筋力が低下しますね？」
A「ええ、そうなります。筋肉量が減少し、筋力が低下し、そのため身体機能の低下が起こっている状態がサルコペニアということになります」
Q「サルコペニアという言葉の意味はわかりました。それで、なぜ最近サルコペニアという疾病状態がクローズアップされるようになったのですか？」
A「近年、日本人の平均寿命が延びて、高齢化社会がどんどん進んでいます。しかしながら、高齢者が健康で寿命が延びているかといえば、必ずしもそうではありません。健康寿命は平均寿命より約10歳短く、その差の10年間にさまざまな病気が発症して、健康長寿が損なわれるのです」

Q「さまざまな病気は、がんや、生活習慣病の終着点としての脳卒中・心筋梗塞などですね。あ、それから認知症もありますね？」

A「そうです。それに加えて2000年代以前はあまり認識されていなかった病気があります。それがサルコペニアです。一言で言うと、高齢者における筋力低下、それに基づく、要介護につながりかねない身体機能の低下状態です」

　サルコペニアによる筋力低下と身体機能の低下は、すぐに命に直結する、つまり生命を脅かすものではありません。しかし高齢者の病的な筋力低下は、高齢者のQOLを損ねるとともに、要支援・要介護に直結してゆきます。介護保険の破綻を防ぐという社会的ニーズからも、高齢者の身体機能の保持が、健康寿命の延長戦略のなかの重大な課題として、急にクローズアップされるようになったのです。

(2) サルコペニアの原因

Q「年をとると筋力が低下するのは当たり前というか、仕方がないことと思っていましたが……」

A「人は誰でも40歳頃から筋肉量が減少してゆきますので、高齢者で筋力がある程度低下するのは仕方ありません。しかし、後期高齢者層で平均より筋肉の減少程度が高度で、身体機能に障害が出てくると、それは仕方がないでは済まされません。その病的状態がサルコペニアです」

Q「ところでサルコペニアの原因はわかっているのですか？」

A「サルコペニアとしていくつかのタイプがあります。①寝たきりで運動しないため筋肉が衰える、つまり廃用萎縮によるもの、②重い病気が原因でその結果として起こってくるものなどは原因がよくわかっています。一方、③明らかな原因がわからず、加齢とともに何となく起こってくるのが加齢性サルコペニアで、これがここで問題としているサルコペニアとなります」

Q「その加齢性サルコペニアの原因はどうなのですか？」

A「筋肉量の減少は、筋肉という蛋白質を合成する反応が低下することと、筋

肉蛋白質の分解が亢進することによります。その原因は非常に複雑です」

　<u>加齢性サルコペニア</u>の原因と考えられることを述べておきます。筋肉は蛋白質からできていますので、常に蛋白質を補給しなければ筋肉量が維持できません。ところが高齢になってゆくにつれ、肉を食べる量が減るなど、一般に良質の蛋白質摂取量が低下します。そうしますと、筋肉合成の原料不足のため筋肉量は当然減少することになります。また、適度な運動は筋肉の蛋白質合成を刺激しますが、一般的には年齢とともに運動量が減るため、筋肉蛋白質の合成が低下してゆきます。さらに、年齢とともに活性酸素が溜まりやすくなり、ミトコンドリアの機能も障害されてゆきます。その結果、筋細胞が傷害されて筋肉蛋白質の分解が亢進してゆきます。

(3) サルコペニアの症状

Q「サルコペニアになると自分で何となくわかるのですか？ それとも専門医の診断で初めてわかるのですか？」

A「サルコペニアは歩行速度や握力（物を握る力）によっておおよそは自分でわかります。歩行速度、例えば青信号の間に横断歩道を渡りきれるか、きれないか等や、握力としてはペットボトルのキャップが開けられるか、開けにくいかなどで、何となくわかります」

Q「正式に筋肉が減っているかどうかは、筋肉量を測定してもらう必要があるのでは？」

A「歩行速度と握力が問題なければサルコペニアでないと言えます。ですから家族に判断してもらうことにより大まかな判定は可能です。配偶者間で、または子供から"充分速く歩けているよ"と言われ、かつ手を握り合う力が弱いと言われなければ、大体のところは大丈夫と考えてよいと思います」

Q「その点で家族から、少し問題かもねと言われれば、病院で握力テストや筋肉量を測定してもらうことにすればよいのですね」

A「その通りです」

(4) サルコペニアの対処

　2010年頃から急にクローズアップされるようになってきた病態ですので、まだ日本のサルコペニアに対する診療体制は整っていないのが現状です。筋肉量の測定もどこの病院でもできるわけではありません。専門の医療機関で、そのための装置を使って測定されるものです。これから対応可能病院は増えてゆくのでしょう。

Q「サルコペニアは治療できるのですか？」
A「治すというよりも筋肉量や筋力を改善することは充分可能です」
Q「食事と運動で改善できそうですね」
A「その通りです。しかし、**食事の摂り方と運動の内容が重要です**。メタボリックシンドローム対策としての食事と運動努力とは少し異なります」

　食事で蛋白質を摂って、その蛋白質がそのまま筋肉になるのではありません。蛋白質を摂って、それを胃腸でアミノ酸に消化分解した後、アミノ酸を吸収して、そのアミノ酸を使って筋肉で筋肉蛋白質を合成します。アミノ酸には20種類あります。筋肉蛋白質を作るのには3つの重要なアミノ酸があり、必ず肉や乳製品として摂り入れなければなりません。

　また、運動もメタボの運動はウォーキングなどの有酸素運動で充分ですが、サルコペニアの予防・治療の運動は、ジムでマシンを使って筋力を鍛えるレジスタンス運動を組み入れる必要があります（ロコモやサルコペニア対策は健康長寿の増進の重要な一面を成します。P. 40に始まる、「健康長寿を目指す知識と知恵」のコラムを併せて参照してください）。

健康長寿を目指す知識と知恵 No.5 (5/7)

〔No.1 (P. 40) → No.2 (P. 82) → No.3 (P.140) → No.4 (P.170) より続く〕

〔6〕なぜ、40歳頃から「老化」が始まり、「病気」が増えてゆくのか？

　ミトコンドリアでエネルギーを作る過程で活性酸素ができますが、ミトコンドリアは、同時に活性酸素を分解する酵素を作って、その害を未然に消してくれています。そのおかげで私達は生き続けられるのです。ところが難儀なことに、この酵素を作る能力というのは40歳を超えますと、ドーッと減ってゆきます。さらに、加齢とともにミトコンドリアのエネルギー産生プラントに劣化が起こってきます。自動車を長年使っていると徐々に傷みがあちこちに出てくるようなものです。エネルギー産生プラントの劣化でエネルギー産生効率が低下し、逆に活性酸素の発生が増加します。

　このように、40歳を超えると活性酸素を消去する力が弱くなり、活性酸素が溜まりやすくなるうえに、エネルギー産生プラントから活性酸素の発生が増える結果、二重苦の活性酸素による害に悩まされることになるのです。このため、40歳頃から活性酸素の害が出やすくなり、「老化」と「病気」が進んでゆくのです。

〔7〕医学・医療の進歩による平均寿命（実寿命）の延伸とその結果がもたらしたもの

　①生活習慣病による心筋梗塞・脳梗塞の発症は増加しても、治療の進歩により死亡は減少し、②がんの発生は増加しているものの早期診断、治療の向上でがん死は減少し、実寿命（平均寿命）は大きく延びることになりました。しかしながら、老化は着実に進行するので、実寿命が延びる結果、気が付けば認知症と身体機能低下による要介護状態が著増するという新たな問題に直面することになりました。

⇒ P. 224へ続く

G

皮膚の症状

● G-1 発疹、湿疹、皮膚炎

皮膚の表面に、かゆみを伴う赤いぶつぶつや水疱が生じることは日常よくあることです。皮膚に何らかの変化があれば、すべて発疹ということになります。発疹を生じる皮膚疾患は数多く、すべてを述べることは不可能ですので、頻度が高く、知っておけば役立つ発疹性疾患について紹介します。

● G-2 冬場の手足のかゆみ

冬に向かって空気が乾燥する頃から、手足がかさかさしてかゆみが出てくることがあります。高齢者に多く、年々かゆみは強くなり、悩む人が増えてゆきます。ひどくなると「老人性乾皮症」という病気になり、かゆみを我慢できずに皮膚をひっかき続けますと、皮膚の表面が傷つき、湿疹が生じる「皮脂欠乏性皮膚炎」という皮膚疾患になります。乾燥によって肌に潤いがなくなることが原因です。

● G-3 日光による肌トラブル

夏の強い日差しは、肌にさまざまなトラブルをひき起こします。まず日焼けですが、日焼けから進んで顔に「シミ」ができるといわれれば気にならない女性はいないでしょう。夏の肌トラブルは日焼けにとどまりません。日光に当たって起こる"日光アレルギー疾患"があります。ここで日焼けとともに日光アレルギーを紹介します。

● G-4 不快な臭い―汗の臭い、ワキガ、加齢臭、口臭

汗ばむ季節になると、自分の体の臭いが気になります。汗臭さだけではありません。家族から「何となく臭い！」と、加齢臭として嫌がられる中高年の男性も昨今増えてきているようです。皮膚からだけでなく、口からも不快な臭いが出ます。病気でなくとも、臭いを消すにはどう対処したらよいのでしょうか？ ここで、このような点についての知識を深めましょう。

G-1 発疹、湿疹、皮膚炎

　皮膚の表面に、かゆみを伴う赤いぶつぶつや水疱が生じることは日常よくあり、皮膚科を受診するさまざまな病気のなかで、かなりの割合を占めるようです。ところでそのような皮膚症状に対しては、「発疹」、「湿疹」、または「皮膚炎」という3つの言葉が使われます。医学的には、少し違いがあるのですが、一般的には厳格に区別する必要はなく、同じようなものと考えてよいでしょう。3つの言葉の中で、「発疹」が一番広い意味で使われますが、時には慣例的に「湿疹」が使われたり、また「皮膚炎」という言葉が病名になっていたりする場合があります。

　発疹には、粒状で赤く盛り上がった丘疹、水が溜まって膨れた水疱、斑状に赤く変化した紅斑など、さまざまな形態がありますが、皮膚に何らかの変化があれば、すべて発疹ということになります。発疹を生じる皮膚疾患は数多く、ここですべてを述べることは不可能です。日常よくみられ、知っておけば役立つ発疹性疾患（表G-1）について紹介することにします。

[表G-1] 日常よくみられる発疹を生じる疾患

①単純疱疹	⑤虫刺症・毛虫皮膚炎
②帯状疱疹	⑥麻疹・風疹
③じんましん	⑦アトピー性皮膚炎
④薬疹	⑧接触性皮膚炎

(1) 単純疱疹

　ヘルペスウイルス感染による発疹には2種類あります。主に顔面、とりわけ口の周囲に水疱が生じる単純疱疹と、身体のどこかに痛みを伴う水疱が帯状に発生する帯状疱疹です。別個のウイルスが関与します。

Q「単純疱疹（単純ヘルペス）の病巣は口の周りだけですか？」

A「口唇にできる口唇ヘルペスが最も多いのですが、口の中（歯肉口内炎となる）、

陰部、眼の角膜、おしりなどに生じることがあります」

Q「単純ヘルペスは、よく再発すると聞きますが」

A「単純ヘルペスはよく再発します。いったん治っても、ウイルスは病巣部位に近い神経の中に潜んでいます」

Q「どのような状況で再発が起こるのですか？」

A「風邪、胃腸障害、睡眠不足、過労、ストレス、生理などの体調不良時や、浜辺や高い山で強い日差しを受けた時などに、低下した体力に打ち勝って、眠っていたウイルスが再活性化して再発するのです」

単純疱疹に対してはヘルペス専用の抗ウイルス薬があります。再発させないためには、風邪や胃腸の不調を来した時、早く休養をとること、過労、睡眠不足に注意することです。

(2) 帯状疱疹

Q「帯状疱疹はもう一方のヘルペスですね？」

A「そうです。皮膚に、赤くて小さな発疹や水ぶくれが、広範囲に、帯状にできる病気です。こちらはかなりの痛みを伴います」

Q「これもヘルペスウイルスが原因ですね？」

A「口唇付近にできる単純疱疹は単純ヘルペスによって起こります。帯状疱疹はウイルスとしては別の、帯状疱疹ヘルペスが原因となります」

Q「このウイルスにはいつどのようにして感染するのですか？」

A「帯状疱疹ウイルスに感染することと、帯状疱疹が発症することは別です。ウイルス感染と、病気の発症については、次の説明を読んでください」

水疱瘡は水疱瘡ウイルスによってほとんどの人が子供の頃にかかります。このウイルスは、水疱瘡が完治したあとも、消失せずに体の奥深い所の神経の中に潜んでいます。ウイルスに対して作られた抗体によって、ウイルスは神経の中に封じ込められているのです。年月が経つと、抗体は減ってい

きます。過労、ストレス、睡眠不足などで体力が落ちた時、潜んでいたウイルスが再び増殖して神経を伝って皮膚に達し、そこで帯状疱疹を起こします。このように子供の水疱瘡と成人の帯状疱疹をひき起こすウイルスは同じで、水疱瘡・帯状疱疹ウイルスと呼ばれます。

Q「赤い発疹が出るようですが、症状になにか特徴がありますか？」
A「ええ、典型的な帯状疱疹は一連の症状が出ます。これは覚えておかれて役に立つと思います。まずはじめに、頭、顔、胸、背中、お尻、下肢など身体の片側の一部に、ヒリヒリ、チクチクするような痛みが2～3日続きます」
Q「この時点では発疹はまだ出ていないのですか？」
A「そうなのです。痛みの場所には何もできていないので、神経痛かなと思います。皮膚症状が現れるのは、その数日後で、痛みのあった所に赤い発疹が帯状に生じ、しばらくするとそれが水疱（水ぶくれ）になってゆきます」

　水疱が帯状に集積してできるので、帯状疱疹と呼ばれるのです。水疱はやがて破れて、かさぶたになり、2～3週間で皮膚症状も痛みも消えてゆきますが、現在では、発疹が出ますとヘルペスウイルスに対する特効薬を使います。軽症では内服薬を使い、重い場合は点滴注射をします。とくに高齢者では、治療が遅れますと、発疹が消えても頑固な痛みが残ることがあります。その場合は長期にわたり、神経痛様の痛みが続きますので大変です。早期に帯状疱疹を発見し、適切な処置を早くとることが必要です。

(3) じんましん

Q「じんましんは急に生じるかゆい湿疹ですね？」
A「はい。急に、蚊に刺されたようなかゆみのある腫れが出ます。紅い小さな粒状の湿疹であったり、地図状の大きな腫れになったりします」
Q「すぐに治まるものですか？」

Ⓐ「短時間で治まるか、せいぜい数日以内に消えてゆくものが一般的で、この場合は急性じんましんです。しかし、なかには何カ月も、毎日じんましんが発症することがあり、これは慢性じんましんになります」

Ⓠ「じんましんが出た場合、その原因はわかりますか？」

Ⓐ「直接の原因がはっきりしないものが7割です。原因がわかるものとしては、特定の食べ物(乳製品、小麦、卵、タケノコ、サバなどの青みの魚、カニ・エビ等々)、さまざまな食品添加物、薬(抗生物質、消炎鎮痛薬等)、物理的刺激(温熱、寒冷、圧迫刺激や汗、下着の接触等)が挙げられます」

Ⓠ「直接の原因が不明のじんましんはどう考えるのですか？」

Ⓐ「とりわけ慢性じんましんの原因はよくわからないことが多いのですが、原因を推測することはできます。虫歯や扁桃腺炎などによる細菌感染や、ウイルス性胃腸炎など、炎症が原因となって出る場合もあるようです」

Ⓠ「治療は？」

Ⓐ「原因が何であれ、抗ヒスタミン剤(抗アレルギー薬)が治療の中心となります。急性じんましんは、これで速やかに症状が緩和され、じんましんも消退してゆきます。一方、慢性じんましんは、服薬し続けねばならないことや、服薬していても症状が軽減しない難治性のことがあります」

　ストレスや疲労もじんましんを出やすくさせたり、悪化させたりするようです。それだけではじんましんを発症させない原因が、ストレスや疲労と重なった時に、つまり複合原因の結果として、じんましんが出る場合があるのです。例えば、普通の健康状態でカニを食べて何ともなくても、極度に疲れた時に食べると、じんましんが出るといったケースです。このようなケースが、じんましんの原因を特定することを困難にさせています。

(4) 薬疹

　何らかの病気に対して投与された薬物に対して、体の中で免疫反応が起こり、その結果として現れるさまざまな異常な症状が薬物アレルギーです。

80%は皮膚が反応の場となります。それが薬疹です。皮膚病変以外には肝障害、腎障害、骨髄障害が、また、重症のアレルギー反応としては<u>アナフィラキシーショック</u>（呼吸困難と血圧低下）が起こることがあります。

Q「薬疹はどのような形態で現れるのですか？」
A「赤い丘疹、紅斑、水疱などいろいろの型の発疹が現われます。なかでも多数の赤い丘疹が現われることが多いようです」
Q「薬疹が出やすい薬というのがありますか？」
A「一般的によく使用され、薬疹が出やすい原因薬剤は、抗生物質と抗炎症剤です。最近は新しい糖尿病治療薬による薬疹が注目されています」
Q「薬の服用後、どのくらいで薬疹が出ますか？」
A「初回投与の場合は、1〜3週間以内です。初回投与の場合ははっきりした症状がなく、2回目の投与で現れる場合は、早く（1〜3日以内）発疹が出て、この場合は症状がひどくなります」

　いずれにしても薬疹は、一般的には薬物投与後、1週間以内に出ることが多く、そのような場合は発疹の原因が薬物投与によるものと疑うことは困難ではありません。しかし時には、服用を始めて数カ月後に、いつとはなく、軽い発疹が出始めることもあるようです。このような場合は発疹の原因が薬物と疑いにくくなります。念のため、薬物投与を中断しますと徐々に発疹が消えてゆくことがあり、その場合は薬物アレルギーの可能性が否定できないことになります。

(5) 虫刺症と毛虫皮膚炎
Q「虫刺されの発疹の原因になる虫は、どんなものがありますか？」
A「蜂、蚊、ブユ、ドクガなどの種々の昆虫によることが多いようです」
Q「なぜ発疹が出るのですか？」
A「虫から皮膚に注入される虫の唾液腺物質や毒性物質に対する人体のアレ

ルギー反応によるのです。かゆみを伴う紅斑、丘疹（小さく盛り上がった湿疹）、水疱が生じ、数日～1週間ぐらい続きます」

　虫刺されのなかでは、蜂に刺された場合には、皮膚症状よりももっと注意すべき重要なことがあります。刺されたら、痛み以外に翌日に紅斑や腫れが生じますが、普通は生命の危険はありません。しかし、アレルギー体質の人で、15～30分以内にアナフィラキシーショック（血圧低下、呼吸困難）を来し、死亡する例もあります。毎年40人くらいが亡くなります。

Q「毛虫でも、ひどい皮膚炎がひき起こされると聞きましたが」
A「はい。毒毛を持つ毛虫（チャドクガ、ドクガが代表的）による、ひどいじんましんのような皮膚炎が生じます」
Q「どこでチャドクガなどと接触することになるのですか？」
A「チャドクガは、ツバキやサザンカの葉の裏に付いています。5月から9月にかけて庭木の手入れをした後などに、毛虫に触れた記憶がないのに、首や上肢、体幹に、あっと驚くような無数の紅い丘疹が生じます」
Q「どうしてそのような皮膚症状がひき起こされるのですか？」
A「これは1匹の毛虫が毒毛を数十万本も持っており、この毒毛が皮膚にくっついて皮膚炎をひき起こすのです。見た目には仰々しい皮膚炎ですが、1週間から10日間ほど続いた後に、自然に消えてゆきます」

　虫刺されや毛虫皮膚炎には、かゆみを止めるための副腎皮質ホルモン軟膏や、抗ヒスタミン剤の内服薬でよいでしょう。蜂刺されのアナフィラキシーショックが起これば、救急車で病院へ直行しなければなりません。

(6) 麻疹と風疹
　麻疹と風疹は、いずれもそれぞれのウイルスによってひき起こされる感染症で、特有の発疹が出ます。

ⓐ 麻疹の症状経過

　麻疹ウイルスに感染すると、10〜12日間の潜伏期の後で、まず最初の症状が出ます。38度ぐらいの発熱と鼻汁、咳、結膜充血、眼やになどで、これらの症状は2〜3日で、いったん治まります。ところが1〜2日後にいったん下降した熱が再び上昇し、39〜40度ぐらいの高熱となり、同時に特有の紅い無数の発疹が体中に出ます。麻疹の発疹は、発疹と発疹が融合します。発疹は耳の後ろ→首→顔→胴体→上肢→下肢の順に広がります。7〜9日ほど後には解熱し、発疹も自然に消退します。

ⓑ 麻疹の対処

　麻疹は感染力の強いウイルスによる重大な感染症です。患者のそばにいるだけで、ほとんど感染するといわれるぐらい伝染力は強いのです。したがって、それらしき症状が出たら、できる限り速やかに医療機関を受診する必要があります。麻疹にかかれば免疫力が低下するので、肺炎などを併発する心配があり、絶対安静が必要です。また、医療機関の指示に従い、健常人との接触を断って、麻疹の伝染を阻止しなければなりません。

　麻疹の予防として、麻疹流行時期、流行地域に居住、または勤務する10〜20代の人で、麻疹罹患歴がなく、かつワクチン接種歴が不明の人は、ワクチン接種を検討するのがよいと思います。

ⓒ 風疹の症状経過

　風疹ウイルスに感染した後、2〜3週間で、発疹、発熱、リンパ節腫脹などの症状が現われます。発疹は、はしかに似た淡い丘疹〜紅斑（3〜4mmぐらい）ですが、はしかの発疹と違って個々の発疹は融合しません。顔→体幹→四肢の順に全身に拡がりますが、3〜4日で消えてゆきます。これが三日ばしかといわれるゆえんです。発熱はないか、あっても、はしかより軽いようです。発疹出現前に耳の後ろから頸部にかけてリンパ節が腫れます。腫れは3〜6週間続きます。約15％の人は風疹ウイルスに感染し

ても症状がほとんど現われず、知らないうちに治ってしまうといわれます。

ⓓ 風疹の対処

はしかほど強くありませんが、発疹2～3日前から発疹後の5日間ぐらいまでは感染力があります。妊娠初期の妊婦が感染すると、胎児に心臓奇形など重大な影響を生じさせます。風疹には治療法はありませんので、局地的な流行の兆しがあれば、とくに若い女性はワクチン接種で予防を講じておくことが、風疹による問題を回避する最良の方法と言えます。

(7) アトピー性皮膚炎 (P. 212、213も参照してください)

アトピー性皮膚炎はほかの皮膚炎と違う特徴がありますので、ひどい場合は一般の人でもすぐわかります。アトピー性皮膚炎は、皮膚が紅く硬くなって、強いかゆみが慢性的にしつこく続く皮膚炎です。皮膚炎は経過中に、悪くなったり、良くなったりを繰り返して、なかなか治りません。皮膚炎が生じる場所に特徴があり、初めの頃は顔や首、四肢では屈曲側（肘の内側、膝の後ろ側）です。ひどくなれば胸や背中も含め、身体全体に出ます。

皮膚の保湿機能の異常とアレルギー体質による免疫異常が、この特殊な慢性皮膚炎をひき起こしています。アトピー性皮膚炎は、正しい治療と生活指導を必要とする、かなりの難治性の慢性皮膚炎です。アトピー性皮膚炎を専門とする皮膚科医にお掛かりになるのが良いでしょう。

(8) 接触性皮膚炎

接触性皮膚炎はアトピー性皮膚炎とともに、代表的なアレルギー性の皮膚炎です。両者の皮膚炎症状は似ていますが、原因も症状経過も大きく異なります。接触性皮膚炎は化粧品、皮革・金属装飾品や植物（漆など）に接触して生じる、かゆみが強い皮膚炎です。この皮膚炎は原因物質と接触する部位に生じ、原因物質に触れなくなると、治って再発しません。

G-2 冬場の手足のかゆみ

　冬に向かって空気が乾燥する頃から、手足がかさかさしてかゆみが出てくることがあります。20代の人でもありますが、一般的には、かゆみを訴える人の多くは高齢者で、加齢とともにかゆみは強くなり、悩む人が増えてゆきます。命を脅かすような病気ではありませんが、ひどくなると「老人性乾皮症」という病名がつきます。かゆみを我慢できずに皮膚をひっかき続けると、皮膚の表面が傷つき、湿疹が生じます。「皮脂欠乏性皮膚炎」という皮膚疾患です。乾燥によって肌に潤いがなくなるのが原因です。

(1) 肌の潤いを保つための仕組み

Q「寒い時期に皮膚にかゆみが出る原因は、乾燥することが原因ですか？」

A「そうです。寒い時期では空気が乾燥し、とりわけ高齢者では肌の潤いがなくなり、カサカサの乾燥肌になるからです」

Q「肌の潤いって何となくイメージできますが、本来皮膚の潤いはどのようにして生まれ、守られているのですか？」

A「そうですね。まず潤いを保つ健康な肌の状態を知る必要がありますね。皮膚の外側の細胞層、つまり表皮の構造と、保水という機能を併せて説明しましょう」

　P. 209の図G-1に皮膚の表皮の構造を示します。表皮は幾層もの表皮細胞から成りますが、一番外側は皮脂、つまり脂（主に中性脂肪よりなる）で被われています。その下は数層の角質細胞（核はなくなっています）で、その次は2種類の顆粒を作る顆粒細胞の層です。角質細胞の間にはセラミドという脂質が溜まっています。セラミドは水分を吸着する性質があり、保湿に働きます。顆粒細胞が作る顆粒の1種類から、セラミドが生じます。表皮細胞の新陳代謝で、顆粒細胞が表面に移ってゆき、核の無い角質細胞になるとき、セラミドを産生して周囲に溜めることになります。また、もう

[図G-1] 皮膚（表皮）の構造

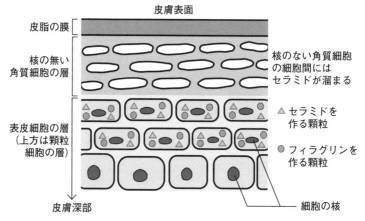

皮膚表面は何層もの表皮細胞より構成されている。一番外側は皮脂よりなる皮脂膜である。次は角質細胞の層で、細胞と細胞の間には、水分吸着作用を持つセラミドという脂質が溜まっている。その下の表皮細胞層の上方の細胞は、細胞内に顆粒を持つ。この顆粒の一つからセラミドができる。また、別の顆粒からはフィラグリン（天然保湿因子）が作られる

一種類の顆粒はフィラグリンという物質を含み、その代謝産物が天然保湿因子として働き、角質細胞層に水分を蓄えるのです。

Q「肌の潤いは、表皮のいろいろな保湿作用によって護られているのですね？」

A「そうです。一番外側の皮脂の膜、セラミドと天然保湿因子の3つが、水分を保つように働いています」

(2) 肌が乾燥する原因

Q「保湿機能が低下すると、乾燥肌になり、かゆみが出てくるのですね？」

A「そうです。3つのメカニズムの保湿機能が低下しますと、水分が皮膚の表面から外へ逃げてゆき、乾燥肌になります」

Q「冬場に乾燥しやすくなるのはわかりますが、高齢になるほど、なぜ乾燥しやすくなるのですか？」

🅐「キーワードは"冬場"と"高齢者"ですが、それにはそれなりの原因があります。下の図G-2のイラストで説明してゆきます」

　まず第1のキーワードの"冬場"です。皮脂は皮膚の皮脂腺から分泌される脂質と汗でできたものです。冬場は汗をかきにくくなるため、皮脂が減り、皮脂膜が壊れやすくなるため、水分が逃げてゆきます。

　次はキーワードの"高齢者"です。皮脂の分泌は男性ホルモンが関与します。高齢になると男性ホルモンが減少するため、皮脂が減るのです。また、高齢になるとセラミドが減少するのみならず、フィラグリンの産生も低下し、天然保湿因子の産生減少につながります。つまり3つの保湿機能が高齢者ですべて低下しますので、皮膚の潤いが保てなくなります。

　さらに、乾燥肌では知覚神経が表面近くまで延びてきます。そのため、衣類が触れたりするようなわずかな刺激でかゆみを感じやすくなるのです。

[図G-2] 乾燥肌が起こる仕組み

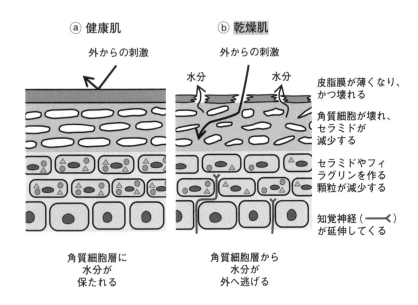

(3) 実際の症状と皮膚炎への進行

Q「皮膚にじんましんや湿疹が出たらかゆくなりますね。乾燥肌のかゆみの出方に何か特徴がありますか？」

A「ええ、あります。初めのうちは、皮膚は一見して何ともないのに、風呂に入ったり布団に入って脚が温まると、急に猛烈なかゆみが出ます。これが典型的な症状です」

　P.210の図G-2に示しますように、皮脂膜が壊れた皮膚では外からの刺激が皮膚内部に入りやすくなります。また、乾燥肌では知覚神経が皮膚表面近くに延びてきているため、かゆみを感知しやすくなっているのです。

Q「かゆみが強く、どうしても我慢できないと、かきますね？」

A「かゆい所をかくと、その部位の皮膚は当然赤くなります。放置して乾燥肌が続きますと、皮膚表面が白い粉が吹いたような状態になり、触れると"フケ"のようにボロボロ落ちてきます。これが"老人性乾皮症"です」

Q「さらに放置しておくと？」

A「かゆみはさらに強くなり、かき続けると、角質が傷つき角質層より下の細胞に炎症が起こります。これが"皮脂欠乏性皮膚炎"です。これはもう明らかに皮膚の病気ですから、炎症性湿疹に対する治療が必要です」

(4) 乾燥肌に対する対処

　かゆみを我慢できずにかき続けて湿疹ができると、皮膚科を受診して外用剤を処方してもらう必要が生じます。その前の乾燥肌の状態で適切な対処をして、かゆみを止めて皮膚の状態を良好にするようにしましょう。

Q「肌荒れや乾燥肌に保湿クリームなどを塗るなどの対処があるようですが」

A「ええ、いろいろな保湿剤がありますが、その前に日常生活でのスキンケアも大切です」

Q「どのような注意ですか？」

A「下の表G-2に示すような、入浴や部屋の湿度に関する注意です。これは読めばすぐわかるでしょう」

Q「あとは保湿剤ですね」

A「ワセリンは角質の保護膜のように働き、尿素は乱れた角質層を整えてくれます。セラミドはP. 209の図G-1にあるように、もともと角質層の保湿に働く脂質でしたね」

表G-2のような自分でできる乾燥肌対策を、ひどくならないうちに講じていると、かゆみも抑えられ乾燥肌を防ぐことができます。寒さが本格化する前、まだかゆみがない時から早めの保湿対策がよいでしょう。

[表G-2] 冬場の肌の乾燥を防ぐ対処

入浴	熱い風呂の長湯を避ける、ゴシゴシと洗い過ぎないこと、せっけんを泡立て、皮膚に泡をのせて泡で汚れをさっと落とす感覚
部屋の湿度	50～60％に保つために、洗濯物の部屋干しをしたり、加湿器を使ったりする
保湿剤の使用	ドラッグストアの肌ケアコーナーにはいろいろな保湿剤が充実している。尿素含有、またはセラミド入りの保湿クリームやワセリンなどです。基本的には自分の肌に合えば何でもよい

(5) アトピー性皮膚炎との違い

Q「アトピー性皮膚炎でも肌が乾燥してかゆいのでは？」

A「その通りです。アトピー性皮膚炎は皮膚のアレルギー性の免疫疾患です。IgEという特殊な抗体が作られることに根本的な原因があります。しかしそれと同時に皮膚が弱いという重大な体質的な問題もあるのです」

Q「皮膚が弱いとはどういうことですか？」

🅐「皮膚が乾燥して保湿機能が低下しているのです。そのため皮膚がカサカサしてダニなどのアレルギーをひき起こすものが侵入しやすく、それに対するIgE抗体ができることで皮膚炎が起こります」

🅠「皮膚の乾燥という点で、高齢者の乾燥肌と似ていますね？」

🅐「ええ、乾燥という面では似ている所があります。アトピー性皮膚炎の人は前述の保湿因子のフィラグリンの産生が低下しているということが最近わかってきました。そのため保湿能が低下して皮膚が乾燥するのです」

アトピー性皮膚炎は皮膚が乾燥し、頑固なかゆみを伴う湿疹が慢性的に続く病気です。高齢とともに出現するかゆみの乾燥肌と違い、子供の頃から発症します。しかし両者には肌が乾燥するという共通項があります。アトピー性皮膚炎の原因は、①皮膚（表皮）の保湿機能が弱いことと、②保湿機能が弱いため、肌が痛みやすく、そこにダニやハウスダスト等のアレルギーをひき起こすものが侵入しやすく、それらに対して特殊な抗体を作るという免疫異常が重なっていると考えられています。

特殊な抗体を作るということは、生まれつきの体質によるものとわかっていました。最近の研究で表皮の保湿機能の減弱が天然の保湿因子の一つであるフィラグリン（前述）の産生低下によることがわかってきました。アトピー性皮膚炎を発症する子供は、先天的にフィラグリンの産生が低下しているために皮膚の保湿機能が低下し、それがこの病気の発症の一つの要因となっています。

高齢者の乾燥肌は、フィラグリンの産生能が高齢になることにより自然に低下してくることで出現してきます。両者は同じ保湿因子の産生低下という側面を共有しますが、その原因は生まれつきの低下か、高齢による自然低下かという点で異なります。

G-3 日光による肌トラブル

　夏の強い日差しは、肌にさまざまなトラブルをひき起こします。太陽光にさらされて子供から大人まで誰にでも起こるのが日焼けです。日焼けぐらいならと思うでしょうが、日焼けから進んで顔に「シミ」ができると言われれば、気にならない女性はいないでしょう。

　夏の肌トラブルは日焼けに限りません。日光に当たって起こる"日光アレルギー疾患"があります。主な病気が3つぐらいあり、ここで日焼けとともに日光アレルギーを紹介します。なお、日焼けにしろ、日光アレルギーにしろ、太陽光のうちの紫外線が原因となることが多々あります。紫外線については本項末の一口メモを参照してください。

(1) 日焼けと「シミ」

　日焼けは病気ではありません。夏休み明けの学童の真っ黒な顔は、たくましく、健康観を与えますが、女性ではしばしば問題になります。

Q「日焼けは誰でも経験していますが、実際に皮膚がどうなるのですか？」

A「日焼けによって起こる問題点を説明してゆきましょう。皮膚の表皮細胞の間に、メラニンという色素を作る少数の色素細胞があります。皮膚に紫外線が当たると、この色素細胞がメラニンを作り、表皮細胞にメラニンを分配・供給します」

Q「メラニン色素は何のために作られるのですか？」

A「メラニン色素は紫外線を吸収します。このメラニン色素の作用によって、表皮細胞の遺伝子が、紫外線で傷を負うのが防がれるのです。つまり、メラニン色素を作るのは皮膚の防御反応なのです」

Q「それならメラニン色素を作ることはよいことですね？」

A「ところが、メラニンがたくさん作られると、肌が黒くなります。これが日焼けです。つまり、日焼けは皮膚の紫外線に対する防御反応の結果なのです」

時間がたてば、メラニンを含む表皮細胞は新陳代謝で垢となって皮膚表面から剥がれ、皮膚は元に戻ります。しかし、メラニンが局所的に大量に作られたり、新陳代謝不良で表皮の再生が滞ったりすると、メラニンが皮膚でそのまま固まってしまうことがあります。これが「シミ」です。ここまで読んでくれれば、女性の声が聞こえてきそうです。「日焼けで済まず、シミができるなんて、あぁ、嫌だ！」

(2) 光線過敏症（日光アレルギー）

　夏の肌トラブルは日焼けや「シミ」でおさまりません。日光に当たって起きる、いくつかのタイプのアレルギー性皮膚疾患があります。医学的に光線過敏症といいますが、病名が難しすぎます。日光に当たって起きるアレルギー性の皮膚疾患と思えばよいでしょう。そのうちの3つが代表的で、あえて病名をいうとすれば、「多型日光疹」、「日光じんましん」と「光線過敏型薬疹」ということになります。日光を浴びることにより、いろいろなタイプのアレルギー性湿疹が現われるというように考えればよいでしょう。

Q「太陽光のうちの紫外線がアレルギーをひき起こすのですか？」
A「紫外線によるケースと、紫外線が原因でない場合があります。まず『多型日光疹』は紫外線が原因です。紫外線によって皮膚の成分が変化し、変性した組織に対しアレルギー反応が起こるのです」
Q「どのような湿疹ですか？」
A「赤くて小さな粒状の、痒みのある湿疹が、紫外線を浴びた所に出ます」
Q「治りますか？」
A「発症しても多くは1週間以内に自然に治ってゆきます。治りが悪かったり、痒みが強ければステロイド軟膏を処方してもらえばよいでしょう」

　このタイプの湿疹は、紫外線に当たらないようにすれば当然予防できま

すが、日焼け止めを塗っておけば日光に当たっても予防できます。

Q「次の『日光じんましん』はどうでしょうか？」
A「日光に当たって、その部分にだけできるじんましんです。日光に当たって生じる皮膚の何らかの成分へのアレルギー反応が原因ですが、この場合は紫外線が関与しません。日焼け止めでは予防できないタイプの湿疹です。赤いミミズ腫れのような、つまりじんましん様の湿疹です」
Q「紫外線対策では予防できなくとも、日光を避けると予防できますね？」
A「その通りです。また、痒みが強くてつらければ、抗アレルギー薬の服用で対処できます」

　最後が光線過敏型薬疹です。成人の場合はこのタイプの光アレルギー性湿疹が多いようです。薬は湿布薬やある種の抗菌薬など、決まった薬を使用している人に、光を浴びた際に生じる湿疹です。なんといっても最も多い原因は、湿布を貼ったところに日光が当たって出ることのようです。

Q「湿布をしていてそこに日光が当たって、湿疹が出るのはわかりやすいですが、内服薬＋日光では何となく気が付きにくいのではないですか？」
A「その通りです。湿布薬の場合、貼ったところが赤く腫れ、水膨れになったりしますが、これはわかりやすいですね。一方、内服薬の場合、薬を服用し始めた後に日光に当たり、顔や首まわりに日焼けに似た症状が出てきたら、このタイプの薬疹を考えます。この程度しか言えません」

　少しでも疑いが出たら、内服薬を変える、湿布を止めるとともに1〜3カ月は直射日光を避けるようにします。

一口メモ　　　　　　　　**紫外線**

　紫外線は眼には見えませんが、太陽の光に含まれる1成分です。"太陽光のうちの波長の短い光"と事典には書かれています。でも、一般の人にとっては、光の波長ということからしてわからないことと思います。太陽光のうちの有害成分というように考えればよいでしょう。太陽の光に当たれば、必ず紫外線を浴びていることになります。直射日光としてだけでなく、建物や道路などに当たった後に反射して、散乱光としても私達の体に当たります。

　真夏の海辺などで強い紫外線を長時間浴びると、口の周りにヘルペスが再発することが往々にしてあります。また、日光を浴びると、湿疹ができることがありますが、これは本項で述べている「光線過敏症」と呼ばれる、光によるアレルギー反応です。さらに、長年、日光を浴び続けていると、顔や手、腕の皺が強くなります。加齢によるシワと思われがちですが、紫外線による皮膚の慢性障害によることが大きな原因なのです。慢性障害といえば、なんとなく漠然とした表現になります。紫外線が表皮細胞の水分子をヒットして、水分子から活性酸素を発生させ、蛋白質を変性させる、そのためシワがよると考えればよいでしょう。

　最後に紫外線に関して、重要なことがあります。紫外線により表皮細胞の遺伝子（DNA）に変異がひき起こされ、皮膚がんができることは、実験的にも証明されています。海辺やホテルのプールサイドで日光浴をする人がいますが、むやみやたらに日焼けすることはいかがなものでしょうか？　避けることが賢明ではないでしょうか。

G-4　不快な臭い――汗の臭い、ワキガ、加齢臭、口臭

　汗ばむ季節になると、自分の体の臭いが気になります。他人から発せられる臭い、例えば電車で座っていて隣の人の汗臭さに「ムッ」とした経験のある人も少なくないことでしょう。汗だけではありません。家族から「何となく臭い！」と、嫌がられる中高年の男性も昨今増えてきているようです。これら体臭は皮膚からの臭いですが、口からも不快な臭いが出ます。口臭です。このように人は知らず知らずのうちに、体からいろいろな臭いを出し、周囲の人に不快な感じを与えていることがあります。また、それが気になって自分自身に嫌悪感を抱くこともあります。

　皮膚や口からどうして嫌な臭いが出るのでしょうか？　不快臭は病気となるのでしょうか？　病気ではないとしても、臭いを消すにはどう対処したらよいのでしょうか？　ここで、このような点についての知識を深めましょう。

(1) 体臭（不快な汗の臭い）の原因

　皮膚から出る臭い（体臭）と口からの臭い（口臭）は、臭いの出る部位が異なりますので、臭いの原因も別々に考える必要があります。まず皮膚から出る臭いの原因です。皮膚には皮脂を分泌する皮脂腺と、汗を出す汗腺があります。皮脂は皮膚に潤いを与え、皮膚を保護する重要な分泌物です（皮脂はP. 208の冬場の皮膚のかゆみの項でも述べています）。汗もまた、体温調節に必須の分泌物です。このように皮脂も汗も生体にとって大変重要なのですが、この皮脂と汗が体臭の元となります。

Q「汗や皮脂から臭いの物質が生じるのですか？」

A「そうです。汗も皮脂も皮膚表面に分泌された時は無臭です。皮膚には常に雑菌が棲息しています。この皮膚の常在雑菌が、汗に出るアミノ酸などを分解したり、変性させたりして、臭いの原因となる物質を作るのです」

Q「臭いの原因となる成分はわかっているのですか？」

🅐「ええ、数百種以上の体臭の成分が検出されており、とくに強い臭いの成分もわかっています。その前に、汗の分泌について述べます」

(2) 汗腺による汗の分泌と、汗に含まれる分泌物から生じる臭いの成分

汗腺には、「エクリン腺」と「アポクリン腺」の2種類があります。それぞれの汗腺は、分布している体の部位が違います。また、汗に含まれる分泌物が違いますので、別々の臭いの成分を作ることになります（表G-3）。普通の汗はエクリン腺という汗腺から出て、出た時は臭いません。

[表G-3] 2種類の汗腺の分布と分泌物

	エクリン腺	アポクリン腺
分泌部位	全身（足の裏と掌に多い）	わきの下、性器周辺
分泌物	水、ミネラル、アミノ酸、尿酸	水、蛋白質、脂質
臭い成分	吉草酸など	メチルヘキセン酸など

🅠「普通の汗でも、大汗をかいてそのままにしていると、時間が経ってから臭うようになりますね？」

🅐「そうです。汗の99％は水ですが、大量の汗をかくと水分がとんでゆき、アミノ酸や尿酸、ミネラルが皮膚に溜まります。時間とともに皮膚の常在菌によってアミノ酸などが分解され、臭いの成分ができるのです」

🅠「アポクリン腺からは蛋白質や脂質（脂肪）を含む汗が出るのですね？」

🅐「この蛋白質や脂肪が常在菌に分解され、独特の臭いを発する成分ができます。わきの下にたくさん汗をかくと、臭いが強く残りますが、これがいわゆるワキガですね」

(3) 皮脂から生じる臭い、加齢臭

皮脂腺からは、皮脂が常に分泌されています。皮脂は汗腺と異なり、蛋白質や脂質（脂肪）を多く含みます。加齢に伴い、分泌される脂質が

変化し、変化した脂質が変性して臭いの原因となる物質が作られます。

Q「加齢によって、分泌される皮脂にどのような変化が起こるのですか？」
A「パルミトオレイン酸という脂肪酸(脂質)が増えてくることがわかっています。この脂肪酸が紫外線などによって変性させられて生じるノネナールという物質が臭いの原因となります。この臭いが、いわゆる加齢臭です。ノネナールは最近加齢臭の話題が高くなるとともに、ネットの記事などでよく見かけるようになり、一般の人で知っている人が増えているようです」

Q「加齢で起こる変化ですから仕方ないのですか？」
A「加齢ですからある程度は仕方ありません。でも年齢とともに老けるのには人によって差があります。加齢臭の発生も同じで、人によって差があります。ここに対策の余地がありそうです。対策についてはもう少し先で述べます」

(4) 口臭

　口臭の原因の大半は口の中にあります。歯周病の元になる歯垢と舌の「コケ」が主な原因になります。歯周病は歯垢が溜まって歯肉に炎症が続く病気です。口の中には、種類で数百、数で数百億個の細菌が活動しています。この細菌が、新陳代謝で剥がれ落ちた口腔粘膜の細胞の蛋白質を分解し、硫黄(イオウ)系の化合物を発生させます。この化合物が臭いの元となります。歯周病は一種の炎症で、歯周病で粘膜に炎症が続きますと、粘膜細胞の新陳代謝が亢進し、剥がれ落ちる細胞が増えます。そうしますと、細菌による蛋白質分解が亢進し、硫黄系化合物の産生が増えることになります。

　舌の「コケ」は、口腔粘膜から剥がれた細胞の断片と細菌が舌にへばりついてできています。この場合もやはり細菌が細胞由来の蛋白質を分解して、臭いの元となる硫黄系化合物を作り出します。硫黄系化合物は揮発性で、口の中に拡散して、息に混じって息とともに口から出て臭いを出すのです。

Q「結局、口臭の原因は、口の中の細菌が、不要な細胞や食べ物のカスから生じる蛋白質を分解して作り出す化合物によるのですね？」

A「そうです。歯垢は細胞の断片と食べカスと細菌のかたまりで、歯垢が多いということは歯周病が進んでいること、そして細菌が臭い成分をたくさん作っていることになります」

Q「歯周病でも舌のコケでも、口の中で硫黄系の化合物ができるのですね？」

A「ええ。それは揮発性で、息のなかに入りやすいため、口臭となるのです」

(5) 体臭と口臭の対処

　体臭も口臭も、臭い自体が病気ということではありません。しかし、「たかが体臭、たかが口臭」とばかり無視できないこともあります。その人の健康状態を反映する場合がありますし、他人に不快感を与えるのみならず、それが元で自身の気持ちが落ち込むことも問題です。できるだけなくすか、減らしたいものです。ではどのような対処法があるでしょうか？

❶ 汗の臭いに対して

　発汗は体温調節のために必須の作業です。暑い夏に汗をかかないようにするわけにはゆきません。汗をかいても臭わないようにすることです。表G-4に簡単な、汗の臭いの対策を挙げています。

[表G-4] 汗の臭い対策

① 良い汗をかくため、汗腺を鍛える
② 汗を拭きとる、衣類にしみこませない
③ 腋毛の処理
④ 適切なボディ洗浄剤を使う
⑤ デオドラント用品を活用する

Q「まず①の、良い汗とはどういうことですか？　汗に良い汗、悪い汗があるのですか？」

A「運動不足でいると、汗腺の機能が低下して、質の悪い汗をかくようになるようです。汗の臭いは汗に含まれる水以外の物質が皮膚の雑菌によって

分解されて生じるものでしたね。質の悪い汗とは、臭いの成分の元とな
　　る物質が多く含まれる汗ということになります」

Q「運動すると良い汗をかくようになるのですか？」

A「運動習慣があり、汗腺が普段から活発に働いていると、サラッとした良い
　　汗をかけるようになります」

Q「次の②は大体わかります。汗をかきっ放しにしていると臭いますものね」

A「ええ。大量の汗をかいて下着が濡れたままでいると、衣類で細菌による
　　汗成分の分解、臭いの発生が起こります。早目に衣類を着替えましょう」

Q「③の腋毛ですが、女性はわきの下の毛を剃っていますね。男性は腋毛が
　　そのままですが、剃った方が良いですか？」

A「腋毛は雑菌の巣になりやすいのです。わきの下の臭いが気になる人は、
　　腋毛を処理してこまめにわきの下の汗を拭きとることが勧められます」

　適切なボディ洗浄剤で、皮膚の雑菌を除くことも効果的です。皮脂は肌を守るために重要な役割を持っています。"適切な"という意味は、皮脂を落とす力が強すぎないもので、かつ殺菌成分を含むものということです。最後の手段は、市販のデオドラント用品を上手に活用することです。

❺ 加齢臭に対して

　皮脂に含まれる脂質が加齢とともに変化し、パルミトオレイン酸という脂肪酸が増えてきます。この脂肪酸が酸化されて、ノネナールという物質が生じ、これが臭いの原因となることは前述しました。

Q「皮脂に含まれる脂質が変化するのは仕方ないですね？」

A「まあ、そうですね。この脂肪酸は動物性脂肪です。対策としては、まず原
　　料となる動物性脂肪の摂り過ぎに注意することです」

Q「次にこの脂肪酸が酸化されるとノネナールという臭い成分が生じるのです
　　ね。何が酸化という反応をひき起こすのですか？」

🅐「体内で生じる活性酸素や、太陽光の紫外線によって発生する活性酸素です。活性酸素を抑えることが、臭いの発生予防になります。ビタミンCや野菜、果物のポリフェノールが活性酸素による酸化を抑えます。これらを摂取することと、紫外線対策は陽に当たり過ぎないことです」

　加齢臭は意外と本人が気にするほどの臭いでないことがしばしばあります。体臭は円満な仲では気にならないものです。定年退職後の夫に、家でダラダラ、ブラブラ過ごされますと、食事の世話が増えてうっとうしいと感じるようになります。こんな時、腹立ちまぎれの「加齢臭が出ているわよ！」の一言が何となく出ることも多いようです。人間関係の心理的なことも含めて、対策を考える必要があるかもしれません。

　加齢臭とは別にアルコールを飲みすぎますと、アルコールの分解物のアセトアルデヒドが皮膚から放出されます。特有の青くさい臭いです。中年以後、アルコールの体内での処理が弱くなるため、こちらの方が加齢臭よりも"オジン臭い"として問題になるかもしれません。また、この臭いは、加齢臭とは別に、意外と嫌悪感の対象になりかねません。

❻ 口臭に対して

　口の中をきれいにすることにつきます。丁寧な歯磨きをする、歯垢の溜まりやすい歯間には歯間ブラシを使うことで、歯周病が防がれ、口臭の予防にもつながります。また、舌のコケは割り箸にガーゼを巻いて、やさしく丁寧に拭き取るのが良いでしょう。歯ブラシでゴシゴシとコケを落とすと舌の表面を傷つけることがあります。ガーゼが無難でしょう。

　胃の調子が悪くなると、口臭が強くなるとよく言われますが、胃から臭いが出ることはまずないようです。ただ胃の機能が低下した状態が続くと、舌のコケが増えることはあるようです。このためにも不規則な生活、過飲食、ストレスには充分気を付け、胃の調子を整えましょう。

健康長寿を目指す知識と知恵 No.6 (6/7)

〔No.1 (P. 40) → No.2 (P. 82) → No.3 (P. 140) → No.4 (P. 170) → No.5 (P. 198) より続く〕

〔8〕抗加齢医学の目標

平均寿命を延ばすだけでは不健康高齢者を増やすことになります。単に実寿命の延長を目指すのではなく、老化進行期間を充実して生き、心身ともに健康で長寿、つまり健康長寿を享受することが望まれるようになりました。

> 身体的：病気の予防に心掛けることにより、仮に何らかの病気を持っていても元気に暮らせる
> メンタル的：人生の目標を持ち、生きがいを感じて日々の生活を営む

身体的不健康は要支援・要介護状態で、メンタル的不健康は抑うつ状態や認知症です。2つの不健康は、いずれも「フレイル」と呼称されるようになりました。虚弱を意味する、この「フレイル」を予防することが抗加齢医学の目標です。

〔9〕健康長寿を目指す生き方

健康長寿を目指した生き方を次にまとめます。

① 生活習慣病のなれの果ての脳梗塞や心筋梗塞と、がんの予防。この2つは直接生命を脅かす怖い病気です。この予防は、それらの原因の根底にある活性酸素の対策にあります。この点については、本コラムの最後のまとめの項を参考にしてください

② 心筋梗塞や脳梗塞、それとともにがんによる死を免れても、老化は進行します。実寿命と健康寿命の差の10年間に起こってくる怖い病気が認知症と、身体機能（運動機能）低下による要介護状態で、これらメンタル的、身体的不健康、つまり「フレイル」をいかに予防するかが「キー」となります

認知症と身体機能低下による要介護状態は、本書でそれぞれ P. 258 と P. 193 に詳しく述べてあります。これら2つの病気、状態を予防してより健康な老後を送るための生活を次項にまとめてあります。　　　　⇒ P. 250 へ続く

H

眼の症状

●H-1　眼がかすむ、ぼやける、見づらい

　物を見（視）るということは、五感（視覚、聴覚、嗅覚、味覚、触覚）のなかでも、とりわけ大切な感覚です。身体のほかの部位の症状よりも、眼に何らかの症状が出れば、ほとんどの人は真剣に心配します。なかでもとりわけ「眼がかすんだり、視界がぼやけたりして、物が見づらい」という症状が多いようです。これらは、単なる眼の疲れによってでもよくみられる眼の症状ですが、病気が原因となって出てくる症状の場合もあります。ここで、眼のかすみなどの症状が現れる原因をまとめます。

●H-2　飛蚊症

　ほとんどの人は飛蚊症とは、目の前を蚊のようなものが飛んでいるように見える現象として聞いたことがあるのではないでしょうか？　気になる身近な眼の症状としては、飛蚊症は最も多い症状かもしれません。頻度の高い飛蚊症ですが、「原因は何なのか？」「放置していても、心配ないのか？」等々、気になることも多々あるかもしれません。ここで飛蚊症についての疑問を理解していただきます。

H-1　眼がかすむ、ぼやける、見づらい

人間は5種の感覚によって、外界の刺激を感じ取ります。①視覚；見（視）る、②聴覚；聞（聴）く、③嗅覚；嗅ぐ、④味覚；舌で感じる、⑤触覚；触れて感じる、いわゆる五感です。これら五感のなかでも、視覚はとりわけ重要な感覚です。眼に何らかの症状が出れば、ほかの部位の症状よりも大きな心配が生まれます。眼のいろいろな症状のなかでも、とりわけ「眼がかすむ、視界がぼやける、物が見づらい」という症状が多いようです。これらは単なる眼の疲れに伴って、年齢に関係なく若年者にもよくみられる症状ですが、眼の何らかの症状が原因となって出てくる症状の場合もあります。

(1) 白内障

白内障を理解するためには、眼球の簡単な構造と、眼で物を見る仕組みを知っておく必要があります。図H-1に眼球の断面のイラストを示します。

[図H-1] 眼球の断面

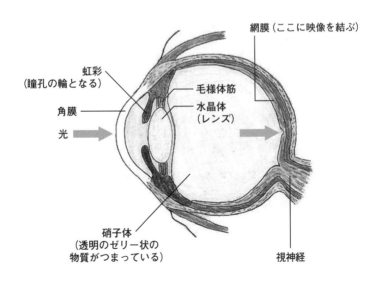

眼球の一番外側には角膜があり、その奥に、カメラで言えばレンズに当たる水晶体があります。水晶体は凸レンズで、外界からの光は水晶体で屈折して、眼球の一番奥の網膜で映像を結び、その映像が脳へ伝えられます。

Q「白内障は眼のどこが、どのように悪くなるのですか？」

A「白内障は、レンズの役割をしている水晶体が白く濁って光がきれいに入りにくくなった状態です（図H-2Ⓐ）」

Q「加齢によるものなのですか？」

A「白内障は50代以降に出始めます。70代以上では視力に影響しないものを含めると、ほとんどの人に濁りが見られるようです。つまり、水晶体が濁ってくるのは老化現象の一つです」

白内障が始まり、水晶体の濁りが出始めても、自分で気が付かないことも多々あります。ごく初期には、人間ドックで眼底検査をして、光が入りにく

[図H-2] 眼のかすみ、ピント調節障害の原因

Ⓐ 白内障の濁り

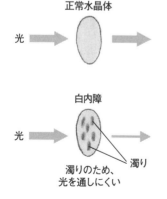

Ⓑ 毛様体筋、水晶体の障害

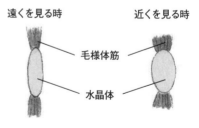

近くのものを見る時は、毛様体筋が緊張して水晶体を膨らませる。見続けると毛様体筋の緊張が続き、疲れる（眼精疲労）老化によって毛様体筋と水晶体の弾力が低下して、水晶体の調節が柔軟にできなくなる（老眼）

H 眼の症状

く眼底（網膜）が鮮明に写らず、白内障が始まりかけていることを指摘されることもあります。初期に出る症状は次のようなものです。

　白内障の初期では、「視界が白っぽく、ぼんやりする。霧、または煙の中で物を見ているような感じ」「視界が全体に暗くなるので、明暗を区別しにくく、色の識別も難しくなる」「光が入りにくいはずなのに、光をまぶしく感じる。例えば、夜間の車の運転で対向車のライトが異様にまぶしく感じて運転しにくい」「近視がやけに進むので、眼鏡を作り直したのに、ピントが合わず視力が回復しない」というような、さまざまな症状を自覚します。

Q「白内障がみつかった場合はどうすればよいですか？」
A「白内障がわかっても、急に視力が低下することはありません。進行を遅らせる点眼薬で経過観察をします」
Q「進行して日常生活に不自由、不便を感じるようになれば、手術で治すことができますね？」
A「ええ、濁った水晶体を取り除き、代わりに眼内レンズを入れる手術が一般的です。安全で日帰り手術も普及しています」

　加齢とともに起こる白内障は、自然の成り行きですから止むを得ないことです。でもゆっくり進行します。ところがある種の持病があると、進行がグンと早まり、要注意です。まず糖尿病の人は、きちんと糖尿病の治療を受けていないと、健康な同世代の人より10年ぐらい進行が早まります。水晶体の中に糖が溜まるためです。次にアトピー性皮膚炎の人も、若い人ほど進行は急激で、10〜20代で手術が必要になる例も少なくありません。かゆみのために眼をこすることが原因と考えられています。

(2) 眼精疲労と老眼

　眼精疲労はパソコンや携帯電話のモニター画面を長時間見続けたために起こる、眼が疲れた状態です。難しいことではありませんし、病気という

ほどのものでもありません。P. 226の図H-1とP. 227の図H-2⒝の、水晶体とそれにつながっている毛様体筋という筋肉を見てください。毛様体筋が緊張したり緩んだりして、水晶体（レンズ）を縮めたり（厚くしたり）、伸ばしたり（薄くしたり）してピントを合わせています。パソコン画面を見続けますと、毛様体筋の緊張状態が続き、ピント調節機能が低下し、視界が一次的にかすむのです。パソコン業務を続ける時は、時々眼を休めるようにすること、また、スマホに熱中し過ぎないようにすることです。

　なお、老眼は同じようなことで起こります。老化により、水晶体や毛様体筋の弾力が低下してゆきます。近くを見る時、水晶体が膨らむことができなくなり、ピントが合わなくなってしまいます。これがいわゆる老眼です。

(3) ドライアイ

　乾燥した部屋で長時間過ごして涙が早く乾いてしまったり、ストレスがかかり続けて涙の量が減ったりしますと、涙で角膜（眼球の一番外側の膜）を潤す働きが低下します。そのため、角膜が傷つき、視界全体がかすむことになります。部屋の乾燥だけでなく、パソコンやスマホの長時間使用によっても起こります。ドライアイ用の目薬もありますが、本来の対策はいわずもがなということでしょう。

(4) そのほかの病気

　そのほかにも、眼がかすむ原因となる病気はぶどう膜炎や緑内障などいくつかあります。ぶどう膜炎は前述の毛様体筋あたりに炎症が起こる病気です。緑内障は眼球全体の張りが高くなり視神経が傷つく怖い病気です。両疾患とも、眼のかすみよりむしろ、ほかに相応の症状が出ます。

H-2 飛蚊症

ほとんどの人は飛蚊症とは、目の前を蚊のようなものが飛んでいるように見える現象として聞いたことがあるのではないでしょうか？ 飛蚊症は病名のように聞こえますが、実は病名ではなく症状名なのです。でも症状名であろうと病名であろうと、大切なことはその実態を正しくわかっておくことです。

気になる身近な眼の症状としては、飛蚊症は最も多いかもしれません。頻度の高い飛蚊症ですが、「症状は蚊が飛ぶように見えるだけなのか？」「原因は何なのか？」「ほとんどの人は放置しているみたいだけど、心配ないのか？」等々、気になることも多々あるかもしれません。ここで飛蚊症についての疑問を1つずつ解決してゆきましょう。

(1) 飛蚊症の具体的な症状

"蚊が飛ぶ"と書きますが、目の前の視野に現われるのは蚊だけでしょうか？ 実は飛蚊症で見えるもの、または見え方はさまざまです。後述のように飛蚊症の大半は生理的、つまり老化に伴うものですが、すぐ対処しなければならない眼の病気による飛蚊症もあります。当然、症状も違って現れます。

Q「生理的な飛蚊症ではどのような症状が出ますか？」

A「視界に、虫のようなもの、糸くず、黒い点、薄い雲のようなものが飛んでいるように感じるという症状が最も多いようです」

Q「しつこく続きますか？」

A「そうです。視線を動かしても、一緒に移動してくるように感じます。また、まばたきをしても、眼をこすっても消えません」

Q「四六時中感じるのですか？ それなら、うっとうしいですね？」

A「いつもは気が付かなくても、白い壁を見たり、空を見た時にはっきり現われることが多いようです。暗い所では見えません。また、慣れてくると普段は気にならなくなるようです」

上述のような症状が何年も変化なく続いている場合は、老化による生理的な飛蚊症である可能性が高いといえるでしょう。これに対し、次に述べる飛蚊症は病的です。実際、蚊が飛ぶような症状ではありません。

Q「病的な飛蚊症は具体的にはどのような症状ですか？」
A「視界の中に閃光のようなものが見える、眼の奥がチカチカ光るように感じるという症状は異常な飛蚊症そのものです」
Q「怖い眼の病気が原因ですか？」
A「ええ。次の(2)で述べますが網膜剥離の症状の可能性があり、すぐ眼科を受診して診察を受けなければなりません」
Q「網膜剥離では、"蚊のようなものが飛ぶ"という飛蚊症状よりも、光を異常に感じるようになるのですか？」
A「そうです。異様な光のようなもの以外にも、目の前を飛ぶ浮遊物が急に増えた時、突然はっきりした飛蚊様症状が現われた時などは、網膜剥離の初期症状の可能性があり、要注意です」
Q「ほかにも注意すべき飛蚊症はありますか？」
A「ええあります。次項の原因でも述べますが、"硝子体出血"の場合の飛蚊症らしくない飛蚊症です。目の前に墨が垂れてきたような、赤いカーテンを引いたような、深い霧がかかったような見え方をします」

　網膜剥離にしろ、硝子体出血にしろ、単なる蚊が飛ぶようなものではないので、異常であることが本人がすぐわかります。本人がすぐに受診を考える症状が出ます。

(2) 飛蚊症の原因

　飛蚊症の原因を理解するためには、眼球の簡単な構造を知っておく必要があります。P. 226の図H-1のイラストで硝子体（眼球の大部分を占めるゼリー状の物質がつまった球体）と、それを包む3層の膜、とりわけ一番

内側の網膜（カメラのフィルムに相当する部分）は知っておいてください。

Q「生理的というか、老化に伴う加齢性飛蚊症でも原因があるのですか？」

A「ええ、あります。瞳孔から入った光は透明なゼリー状の硝子体を通って網膜に達し、そこで像を結びます。硝子体がなんらかの原因で濁りますと、網膜に影が写り飛蚊症と感じるのです。図H-3に示します」

Q「硝子体が濁る原因は？」

A「加齢とともに硝子体が変化してくるのです。髪が白くなるようなものですから、この変化はある程度は仕方ありません」

硝子体の中のコラーゲンなどの線維成分が塊を作りますと、硝子体の中をふわふわ浮いた状態になります。これが濁りで飛蚊症と感じることになるのが、最も多く、かつ害のない生理的、または加齢性の飛蚊症の本態です。さらに硝子体は加齢とともに、少しずつゼリー状から液状に変化し、硝子

[図H-3] 生理的な飛蚊症

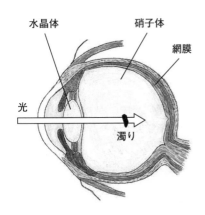

硝子体にコラーゲン線維の塊が生じて濁りとなり、これで虫が飛ぶように見える

[図H-4] 網膜剥離

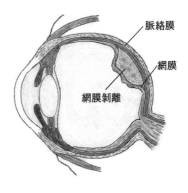

網膜が、外側の脈絡膜から剥がれる（剥離する）

体が収縮してしぼんできます。その結果、眼球の内側から硝子体が分離してくることがあります。この場合も、飛蚊症状が出ますが、やはり生理的飛蚊症です。また、加齢と関係なく、近視の強い人は、硝子体の変化が起こりやすく、若いころからでも飛蚊症が現われやすくなります。

Q「上で述べられた生理的、または加齢性変化ではなく、病的な飛蚊症は大変な変化なのですね？」

A「そうです。網膜に孔が開いたり、網膜がより外側の眼球の膜から剥がれたりする場合、いわゆる網膜剥離という場合です（P.232の図H-4）」

Q「どうしてそのようなことが起こるのですか？」

A「硝子体が収縮する変化が強い時、硝子体にくっついている網膜が引っ張られます。その引っ張られる力に負けて、網膜がより外側の膜から剥がれて離れる、つまり網膜剥離が起こるのです」

Q「その時、飛蚊症を自覚するのですね？」

A「そうです。その場合は、前述のように異常な光を感じたり、突然はっきりした飛蚊様症状が現われたり、または急に目の前の浮遊物が増えたりして、ありきたりの飛蚊症ではないことが多いようです。すぐ眼科受診が必要です」

Q「もう1つありましたね。硝子体出血とかいう病変でしたね」

A「ええ、糖尿病や高血圧などの生活習慣病が進行した場合や、外傷などが原因で眼底に出血が起こることがあります」

Q「健診で眼底検査を受けて、眼底出血があると指摘されることがありますね？」

A「そうです。眼底検査でわかる微小ないしは、小出血で無症状の場合は、眼底出血の原因となっている糖尿病や高血圧症の管理を厳しくすることでよいでしょう。ところが、時には眼底に出血する量が多くて、血液が硝子体に流入してくることがあります。これが硝子体出血です」

Q「血液が硝子体に流入すると、飛蚊症の症状が出るのですね？」

🅰「そうです。やはり単なる蚊が飛ぶような症状ではなく、墨が垂れる、赤いカーテンを引くような感じで視力にも影響が出ます」

　網膜剥離にしろ、硝子体出血にしろ、これら2つのケースでの飛蚊症はありきたりの飛蚊症、つまり蚊や糸くずが目の前にチラチラするといった類いの症状ではないことが多いようです。また、眼に細菌が侵入し炎症が起こっても、さまざまな眼の不快症状とともに飛蚊様の症状が出ます。

(3) 飛蚊症の対処

　飛蚊症の多くは加齢による硝子体の変化（濁り）によるものです。加齢性の変化ですので、とくに心配はいりません。また、特別な治療法はありませんし、その必要性もありません。しかし時には重大な眼の病気の前兆であることがありますので、侮ってはいけません。

　網膜剥離が起こってしまった場合は、蚊のようなものが飛ぶというようなものではない、明らかに異常な眼の症状が出ます。網膜剥離が起こっていれば手術が必要です。網膜剥離が起こりかけた際の飛蚊症、例えば突然飛蚊症を感じ始めた、または急に浮遊物が増えたというような場合、前兆症状の可能性があります。このような場合も眼科受診が望ましいといえます。網膜剥離が始まりかけていても、この時点ではレーザー照射という簡単な治療で対処できるようです。

I

泌尿器科・婦人科系の症状

● I-1 　眼で見える尿の異常

　自分の尿がいつもと違うと言って来院される、または訴えられることはよくあります。主に3つのタイプの訴えです。①血尿、つまり尿に血が混じっている、②混濁尿、尿が濁っている、③泡沫尿、尿がやけに泡立つの3つです。それぞれについて説明します。

● I-2 　排尿における不快症状

　排尿は膀胱に溜まった尿を排泄する作業です。そのため、排尿における不快な症状は膀胱に何らかの異常が生じたことによるものです。ただし、男性は膀胱の下に前立腺がくっついていて、前立腺の異常が排尿障害となって現われることがよくあります。したがって男性では、排尿時の不快な自覚症状に対して、膀胱と前立腺のいずれか、または両方に関係した病気として考えねばならないことになります。排尿に際しての不快症状は排尿痛、頻尿、残尿感、尿がすっきり出ない、夜間頻尿、突然襲いくる強い尿意などです。

● I-3 　不正出血

　生理時以外の時期に起こる出血は、すべて不正出血といいます。一口に不正出血といっても、心配のいらないものから、原因ががんである場合まで、さまざまです。すぐに深刻に考えないよう、逆に軽々に考えないようにしていただくためにまとめます。

Ⅰ-1　眼で見える尿の異常

　排尿行為の症状ではなく、排泄した尿を眼で見た際に尿の状態がいつもと違うといって訴えられることがあります。①血尿、つまり尿に血液が混じっている（血液とは、正確には赤血球のことです）、②混濁尿、尿が濁っている、③泡沫尿、尿がやけに泡立つの3つです。

(1) 血尿

「尿が赤い！」、または「尿に血が出ている！」といってびっくりして来院されます。ほとんどの場合、患者さんの見た目判断は正しく、血尿です。

Q「血尿はたいていは自分の眼で見てわかるものですか？」
A「いいえ、肉眼でわかる血尿と、肉眼ではわからず、顕微鏡で尿を調べて血液（赤血球）が尿中に出ていることがわかる場合の2通りがあります」
Q「尿に出ている血液が多ければ前者、少なければ後者、つまり血液の混入の程度の差ですね？」
A「その通りです。たくさんの血液が出て、眼で見てわかるものは、肉眼的血尿、見た目は異常なさそうなのに、顕微鏡でわかるものを顕微鏡的血尿といいます。でも量的な差で、病気の原因としては本質的に変わりません」
Q「原因はいろいろあるのですか？」
A「そうです。いろいろな病気が原因となります。患者さんが眼で見た尿の異常としての血尿は、肉眼的血尿ですから、こちらを考えてみましょう」

　肉眼的血尿は、腎臓、尿管、膀胱、尿道のいずれかの部位からの出血によることはいうまでもありません。肉眼的血尿の原因となる病気は、P.237の表Ⅰ-1に示すようなものです。この原因のうちで最も多いのは尿路結石症（尿管結石）で、最も怖い原因が腎臓、尿管、膀胱のいずれかのがんということになるでしょう。

[表I-1] 肉眼的血尿を呈する病気

原因となる部位	病　気
腎臓	糸球体腎炎（急性腎炎）
腎臓外の尿路	尿路結石症（尿管結石など） 尿路の腫瘍（腎がん、膀胱がんなど） 尿路感染症（膀胱炎など）

Q「尿管結石は腰、またはおなかに激しい痛みが出ますね？」

A「はい。いきなり激痛が出て、それからまもなく血尿が出るというのが一般的です。血尿だけでなく痛みを伴いますのですぐわかります」

Q「尿路のどこかのがんでも血尿が出るのですか？」

A「肉眼的血尿の場合で頻度の高いのは膀胱がんによる血尿です。膀胱がんによる血尿は尿管結石の場合と異なり、痛みがまったくありません。血尿は華々しいですが、無痛性の血尿です。しかも、1回か2回の排尿で血尿が出ても、そのあとうそのように血尿は消失します」

Q「ということは、1回でも眼で見てわかる血尿が出たら、それが治ったからといって放置してはいけないということですか？」

A「そうです。無痛性の明らかな血尿はたとえ1回きりで、そのあと症状がなくとも検査を受ける必要があります」

　そのほか、膀胱炎のために尿に少し血が出たり、排尿後にティッシュに血がついたりすることに気付くことがあります。膀胱炎特有の症状（頻尿、排尿痛、残尿感など）がありますので、血尿の原因がすぐわかります。また、急性腎炎の血尿も、腎炎としての全身症状を伴いますので、診断が困難ではありません。受診すれば一連の検査で対処してもらえます。

　なお、前述の顕微鏡的血尿ですが、表I-1のいずれの病気でも、自覚症状なしに検出される可能性はあります。頻度的に多いのは、膀胱炎や

腎炎の検査をしてゆく過程で、眼で見てわからずとも、顕微鏡検査で尿に血が混入している場合です。本書は患者さんの自覚症状から病気を推測してゆくことを目的としていますので、自覚症状のない顕微鏡的血尿についてはここでは述べません。

(2) 混濁尿

　血尿とは違い、「尿が濁っています」ということだけで、受診される方はあまりおられません。もっとも尿路感染があり、そのため尿が濁っていれば、尿路感染の不快な、または苦痛の症状が出ますので、患者さんはその症状を訴えられて受診されます。その時、尿検査で尿の混濁がわかります。

Q「そもそも尿が濁るということは、尿がどのようになっているのですか？」
A「異常のない（問題のない）混濁尿もありますが、異常の混濁尿を説明します。まず前述の血尿ですが、尿に血が混じると当然尿は混濁します。しかしこれは血尿としますので、一般的には混濁尿は血液以外のものの混入に対して使われます」
Q「なにが混濁しているのですか？」
A「白血球と細菌の混入で尿が混濁しているのです」
Q「ということは、尿路が細菌に感染した際に起こるのですね？」
A「ええ、ほとんどの場合、尿路感染症で出現します。ところが普通の細菌が検出できずに、たくさんの白血球のみ尿に出ている場合もあります」

　特殊な病原体（結核菌やクラミジアなど）が感染して、一般的な細菌なしで、白血球尿が異常な、強い混濁尿となる場合があります。たくさんの白血球が混入した尿は異常ですから、必ず原因を追究しなければなりません。

Q「問題のない混濁尿もあるとのことでしたが……」

A「ええ、白血球も細菌も尿に出ていないのに尿が濁るということがあります。正常の尿でも放置しておくと混濁することがあるからです。これはリン酸塩や尿酸塩などの塩類が尿中で析出してくるもので、病的ではありません。もちろん、何の症状も出ません」

Q「でも患者にとってはそんな難しいことはわからないですね？」

A「そうです。症状がないので、それだけで受診されることはなく、何らかの治療の定期通院の際、ついでに訴えられることが多いようです。一応、検尿して白血球も細菌もないことを確認して安心していただくことになります」

(3) 泡立ち尿

何の症状もないのに、「尿が泡立つのですが」と心配になって訴える患者さんが時々おられます。

Q「尿が泡立つのはどういう場合ですか？」

A「少し泡立つということは、病気と関係なくみられることです。しかし尿に蛋白がたくさんおりた際に、尿の泡立ちがひどくなります」

Q「尿に蛋白が出る、つまり蛋白尿はどのような時に出るのですか？」

A「蛋白質は腎臓から尿に漏れ出るもので、蛋白尿があるということは腎臓が傷んでいることを意味します」

Q「腎臓が傷つく原因は？」

A「高血圧症、糖尿病が進行しますと腎臓が傷みます。それと腎臓そのものの病気（腎炎など）で当然蛋白尿が出ます」

高血圧症や糖尿病を治療していく場合は、時々検尿で尿蛋白をチェックするのが普通です。病気の当初は少量の尿蛋白が検尿で検出されます。患者さん自身が異常な泡立ち尿に気がつくことは、腎病変が相当進行している可能性があり要注意です。

I-2　排尿における不快症状

"尿に血が出ている"や"尿が濁っている"等、排泄した尿を眼で見てわかる異常については前項で述べました。本項ではそれとは別に、排尿時の不快感や痛みなどの、排尿に関するさまざまな自覚症状について述べます。

排尿は膀胱に溜まった尿を排泄する作業です。そのため、症状は膀胱に何らかの異常が生じたことによるものです。ただし、男性は膀胱の下に前立腺がくっついていて、前立腺の異常が排尿障害となって現われることがよくあります。したがって男性では、排尿時の不快な自覚症状に対して、膀胱と前立腺のいずれか、または両方に関係した病気として考えることになります。排尿に関する不快な症状は頻度が高く、いずれも身近な病気によるものです。病名からいうと、膀胱炎、前立腺肥大症、過活動膀胱です。個々の症状から説明するよりも、病気ごとに説明する方がわかりやすいと思います。それぞれの病気を順次述べてゆくことにします。

(1) 膀胱炎

膀胱は腎臓で作られた尿を溜める袋で、骨盤の中にあります。下腹部というイメージよりずっと下で、女性では尿道に近い位置にあります。通常、膀胱内には細菌はいません。何らかの原因により、肛門付近の細菌が尿道から膀胱に侵入して炎症を起こす、これが膀胱炎です。

Q「膀胱炎になるとどのような症状が出ますか？」

A「排尿に際して次のような特有の症状が出ます。トイレが異常に近くなる（頻尿）、排尿の終わり頃に痛みがある（排尿痛）、排尿後も尿が残っているようで、すっきりしない（残尿感）の3つの症状が典型的です」

Q「尿に血が出たりしないのですか？」

A「ひどくなると、膀胱内面が赤くなるほど激しい炎症が起こり、そのため血

尿（尿が赤い、またはトイレットペーパーに血がつく）が出ます。また、炎症をおさえようとして、尿に白血球が出てくるために尿が濁ります。別項の『眼で見える尿の異常』を参照してください」

Q「熱は出ませんか？」
A「普通、膀胱炎では熱は出ませんが、注意していただきたいことがあります」

　膀胱炎を放置して、細菌感染がひどくなると、細菌が膀胱から尿管を伝わって腎臓に達し、腎盂腎炎（P. 58の表B-5）を起こすことがあります。腎盂腎炎になると、背中から腰にかけての腎臓の部位（P. 55の図B-4①）に鈍い痛みを感じ、さらに38度台の熱が出るため、体がだるい、食欲が落ちるなどの全身症状が出ます。

Q「膀胱炎は細菌の感染が原因ですから、治療は抗生物質の服用ですね？」
A「ええ、適切な抗生物質を服用しますと、2、3日で不快な症状はとれます」
Q「どのくらいの期間、抗生物質を服用するのですか？」
A「症状がなくなっても、細菌が生き残っていることがよくあります。したがって、細菌を根絶させるために、4、5日間、薬の服用を続ける必要があります」

　細菌感染がひどくなって、全身症状が出る腎盂腎炎に進展させないためにも、症状が出たら早目に抗生物質で対処することが必要です。また、症状が消えてもすぐ薬を止めるのではなく、医師の処方通り、一定期間服用することも大切です。

Q「膀胱炎は女性に多いですね？」
A「はい、そのとおりです。膀胱炎が女性に多いのは、①女性の場合、肛門と尿道口が近いこと、②女性の尿道は3〜4cmと短く直線的なために、膀胱に細菌が侵入しやすいからです」

Q「男性では膀胱炎はないのですか？」
A「めずらしいですが、男性にも膀胱炎は起こります。男性で起こる明らかな膀胱炎の場合は、前立腺肥大や、それに伴う前立腺炎が原因であったり、膀胱腫瘍が潜んでいることも考えねばなりません」

　膀胱炎にならないためには日頃から、簡単な注意を頭に入れておくことが必要です。膀胱には細菌感染を防ぐ力が備わっていますので、少々の菌が侵入したぐらいでは、簡単に膀胱炎が起こらないようになっています。しかし風邪をひいたり、過労、睡眠不足で一時的に抵抗力が落ちた時に膀胱炎になりやすいのです。また、一度膀胱炎になると治療で症状が消失しても、ごくわずかな菌が残っていて、それによる再発がよくあります。トイレを我慢しないこと、月経時やセックスの後は外陰部を洗って清潔にしましょう。治療中は水分（水またはお茶）をたくさん摂り、尿と一緒に菌を洗い流すこと、アルコールとセックスは避けることが必要です。

(2) 前立腺肥大症

　前立腺は男性特有の臓器で、栗ぐらいの大きさで、次頁の図Ⅰ-1左に示すように膀胱の真下にくっつき、尿道を取り囲むように存在しています。尿は膀胱から前立腺の中心部の尿道を通って流れ出ます。前立腺の本来の役割は、精液の粘稠な液体成分である前立腺液を作ることです。

Q「前立腺肥大症はよく聞く病名ですね」
A「はい。50代では5割、70代では7割の男性が前立腺肥大症になっているといわれます。高齢になるにつれ、遅かれ早かれ、ほとんどすべての男性がかかる病気といえましょう。病気というより、老化現象の一面と思う方が適切かもしれません」
Q「前立腺が肥大すると、どのような不具合が生じるのですか？
A「前立腺の中心部を通っている尿道が、肥大した前立腺で圧迫され、尿道

が狭く細くなるのです（図I-1右）。そのため、さまざまな不快な症状が出ます」

Q「どのような自覚症状ですか？」

A「前立腺肥大症の症状は、『尿の勢いが悪く、途中で途切れる』『尿の切れが悪く、残尿感がある』『昼間も夜間も排尿回数が多い』などです」

Q「若い頃のように尿に勢いがなく、最後の切れが悪いということは中年以降、誰でも感じているようですが？」

A「前立腺肥大は老化現象の一つですから、ある程度の症状は仕方ありません。しかし治療が必要な場合と、注意すべきことをわかっていてください」

[図I-1] 前立腺肥大症による尿道の狭細化

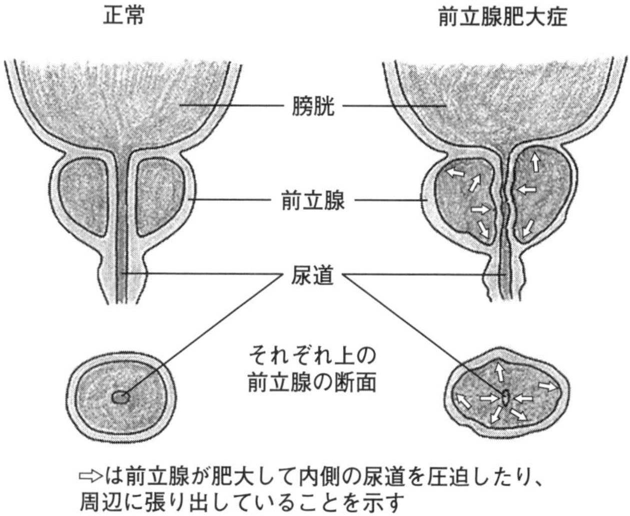

正常　　　　　　　　　前立腺肥大症

膀胱
前立腺
尿道

それぞれ上の
前立腺の断面

⇨は前立腺が肥大して内側の尿道を圧迫したり、
周辺に張り出していることを示す

　まず、治療を考えるべき状況についてです。「夜中にトイレに行く回数が増え、ぐっすり、すっきり眠れない」「会議中にトイレに行きたくなり、我慢できなくて困る」等の症状が出るようになれば、生活に支障を来します。また、肥大した前立腺は膀胱を刺激しやすく、「尿意を催すと我慢できず、漏ら

しそうになる」という症状を併発しやすくなります。これは次項で述べる過活動膀胱の症状です。これらの症状が出るようになれば、治療を受けることを考えるべきです。

Q「前立腺がんが最近増えてきているようですが、前立腺がんでも同じような症状が出るのですか？」

A「前立腺がんに特有の症状はありません。前立腺がんになっても、肥大症を伴っていることが多いため、肥大症の症状に隠されてしまいます」

Q「前立腺が肥大していることは簡単に診断できますか？」

A「ええ、排尿困難や夜間頻尿の訴えから、前立腺肥大症を疑うことは容易です。そこから、超音波検査をして前立腺の大きさや形状を見れば、前立腺肥大症がすぐわかります」

Q「その超音波検査では、前立腺肥大と同時に前立腺がんもわかりますか？」

A「超音波検査で前立腺が肥大していることがわかっても、がんができているかどうかはわかりません。がんの診断には、PSAという項目の血液検査をします。がんがあればPSAは高値を示します」

　PSAとは前立腺でのみ作られる蛋白質のことです。非常に有用な血液検査で、前立腺がんになればPSAは高値になります。ただし、PSAは正常の前立腺でも少し作られており、PSA値が4までは一応は正常範囲とされています。しかし実際には、大多数の正常者のPSA値は2以下です。

　前立腺がんがなくても、前立腺肥大がある場合はしばしばPSAは軽度高値を示します。PSAが2.5を超えれば正常範囲といえども、前立腺肥大と前立腺がんの両方のことを念頭に入れ、フォローする方がよいでしょう。

Q「前立腺肥大が超音波検査でわかった場合はどうしたらよいですか？」

A「前立腺肥大は一種の老化現象ですから、自分で感じる不快症状がひどくなければ、症状の経過観察でよいでしょう。一方、生活の質が損なわれ

る程度の症状があれば、治療を受ける方がよいでしょう。単なる肥大症では、ほとんどの場合、内服薬で症状をコントロールできます」

Q「前立腺肥大で手術したという人もいるようですが？」

A「ええ、これまでは内服薬で肥大症の症状をコントロールできなくなれば、手術で肥大した前立腺を削っていました。最近では、肥大した前立腺を小さくできる、またはさらなる肥大を防ぐ薬も使えるようになっています」

Q「ちょっと前に、単なる肥大症では……とありましたが、単なる肥大症ではない肥大症もあるのですか？」

A「ええ、過活動膀胱が併存することがしばしばあります。これは前立腺肥大による症状のほかに別の症状が出ます。これについては次項で述べます」

(3) 過活動膀胱

Q「過活動膀胱って何ですか？」

A「膀胱が自分の意思とは別に勝手に収縮するため、排尿に関する不快な症状が出て、日常生活に支障を来したり、精神的苦痛を感じる病気です」

Q「具体的にはどんな症状ですか？」

A「最も典型的な症状は、『突然襲ってくる尿意切迫』です。尿意切迫とは、今すぐトイレに急行しないと尿が漏れてしまうという、突然の強い尿意が起こることです。時には漏らしてしまうこともあります」

Q「突然漏らしそうになる尿意が出たら大いに困りますね？」

A「ええ、例えば、トイレのない特急電車に1時間乗車するのが恐ろしくてできなくなり、普通の日常活動が妨げられます」

Q「ありふれた病気ですか？」

A「非常にありふれた病気です。40歳以上の12.4％、約800万人が過活動膀胱症状を有していると推定されています」

Q「男性だけですか？ 女性にも見られますか？」

A「過活動膀胱は男性にも女性にも見られる病気です。過活動膀胱の人の約半数は、生活に何らかの影響を受けています。しかし大多数、とくに女

性の場合は、泌尿器科受診が恥ずかしいという理由で我慢しているようです」

　過活動膀胱は、膀胱の神経が過敏に働くことによるものですが、その原因は詳しくわかっていません。ただし、次のような原因は十分考えられます。高齢男性の場合は、前立腺肥大症の合併症として発症することが多く、肥大した前立腺によって膀胱が刺激されやすくなっていることが一因のようです。一方、女性の場合は、膀胱や子宮を骨盤の底から支えている筋肉の力が加齢とともに弱まり、骨盤の支えが緩くなっていることが原因の一つとして考えられます。

Q「診断は簡単にできますか？」
A「はい、ほとんど症状から診断できます。ただし、念のため、まず尿検査でほかの病気でないことをみます。次に排尿前後で膀胱を超音波検査で調べて、排尿後に膀胱内に尿が残っていないことを確認します」
Q「尿が残っていれば？」
A「排尿が充分でなく、尿が膀胱に残っていれば排尿障害として、過活動膀胱以外の病気の可能性が高くなります」
Q「治療は簡単にできますか？」
A「過活動膀胱症状を緩和する薬があります。しかし、しばしば前立腺肥大が併存しているため、両方の病気を考えた治療が必要なことが多いようです」

　前述のように、男性では前立腺肥大を伴うことが多いのです。その場合は、まず前立腺肥大症に対する治療をします。それのみでも過活動膀胱症状が改善されることもあります。それだけで不十分なら、その上に過活動膀胱の薬を追加することが安全な治療になります。

I-3 不正出血

　生理時以外の時期に起こる出血は、すべて不正出血といいます。出血量は、下着が少し色づく程度から、生理と同じくらいの出血量になるまで、さまざまです。

　一口に不正出血といっても、心配のいらないものから、原因ががんである場合まで、さまざまです。すぐに深刻に考えないよう、逆に軽々に考えないようにしていただくためにまとめます。

(1) 心配のいらない不正出血

Q「心配のいらない不正出血と、重大な病気のサインである不正出血を見分けられますか？」

A「一般の人には難しいことと思います。そこで心配のいらないもの、重大な病気によるもの、それぞれの原因についての知識をもっていただきましょう」

Q「大きな心配のいらない不正出血の原因はなんですか？」

A「ストレスやホルモンバランスの乱れによる不正出血は、一般に心配のいらない不正出血となります」

Q「ストレスで不正出血が起こりますか？」

A「ええ、強いストレスや不規則な生活が続いた時、女性ホルモンのバランスが乱れ、子宮内膜が本来の生理サイクルとは別の作用を受け、生理時期外の出血が起こります」

Q「女性ホルモンのバランスの乱れはすべてストレスが原因ですか？」

A「いいえ、そうではありません。必ずしもストレスや不規則生活とは関係なく、女性ホルモンの分泌に変調を来して起こることもあるようです」

　いずれにしても女性ホルモンの分泌に失調を来して不正出血が起こりますが、これには次の2つのケースがあります。
①排卵日前後に少量の出血が見られることがあります。子宮頸管から分泌

I　泌尿器科・婦人科系の症状

される粘液に、少量の血が混じるもので、2～3日で治まります

②思春期や更年期にみられる不正出血に、生理予定数日前からの出血や、生理がダラダラ続いて、なかなか終わらない出血があります

このような不正出血はホルモンバランスの乱れが原因と考えられます。「心配のいらない」不正出血とは、がんなどの怖い病気には必ずしも基づかないだろうということで、放置してよいというわけではありません。いつまでも不正出血が続くのはホルモンバランスの異常が続いているわけですから、婦人科受診が望まれます。

(2) 病気に基づく不正出血

病気が基礎となる不正出血を表Ⅰ-2に挙げています。まず①ですが、子宮頸管や子宮内膜が、クラミジア、大腸菌などに感染することが原因です。炎症が強いと不正出血以外に下腹部の痛みや吐き気、発熱を伴うことがあります。②の子宮膣部びらんは、子宮の入り口（膣部）が赤くただれた状態で、若い女性にはよくみられることです。びらんがあると細菌に感染しやすくなり、不正出血以外におりものが増えることもあります。子宮頸がんの初期と症状が似ているので、そのような症状が現れたときは、必ず婦人科を受診しましょう。次からはより注意が必要となる不正出血です。

[表Ⅰ-2] 病気に基づく不正出血

①細菌の感染によるもの
②子宮膣部びらん
③子宮内膜症
④子宮頸がん
⑤子宮体がん

Q「子宮内膜症とはどのような病気、または状態ですか？」

A「子宮内膜症とは、月経血が、すべて膣から流出してしまわずに卵巣や腹腔内に逆流し、月経血の中に含まれていた子宮内膜組織が逆流した場所で定着することによって起こる病気です」

Q「難しそうな病気のようですが、症状は不正出血だけですか？」

A「いいえ。かなり辛い症状が出ます。不正出血、激しい生理痛、下腹部痛が特徴ですが、ほかに腰痛や性交痛、肛門の奥や排便時の痛みや吐き気、嘔吐などの症状がみられます。不正出血も問題ですが、これらの症状はもっと辛いものです。婦人科への受診が必要です」

Q「最後の子宮頸がんと子宮体がんにみられる不正出血が問題ですね。この2つは同じ子宮がんでもがんの発生する部位が違うのですね？」

A「そうです。発生する部位も、原因も不正出血の症状も違います」

　子宮頸がんは20〜30歳代に多い、子宮の入り口にできるがんです。性交渉によりHPV（ヒトパピローマウイルス）に感染すること（健全な男女間でも感染が成立します）が原因ですが、感染した人のすべてにがんが発生するのではありません。進行の途中では、おりものが増えて茶色がかった色になったり、生理の期間が長くなる、不正出血や性交時の出血といった症状が現われます。このウイルスに対する予防ワクチンがありますが、日本では副作用の問題で普及が進んでいません。

　子宮体がんは、子宮内膜の細胞ががん化したものです。加齢などで女性ホルモンのバランスが乱れることが原因と考えられますが、詳しいところはよくわかっていません。初期症状のほとんどない子宮頸がんに比べ、子宮体がんは初期の段階から9割の人に不正出血がみられます。そのほか、おりものが茶褐色になったり、生理やおりものの量が増えたりします。以前は50代以上にみられる珍しいがんでしたが、最近は30代での発症もみられる等、全年齢層で増えてきています。とりわけ、50代以上の不正出血では、まず子宮体がんを疑う必要があるようです。子宮体がんは子宮頸がんとは異なりHPVと無関係に発生します。したがって、子宮頸がん予防ワクチンで、子宮体がんは予防できません。

健康長寿を目指す知識と知恵 No.7 (7/7)

〔No.1(P. 40)→No.2(P. 82)→No.3(P. 140)→No.4(P. 170)→No.5(P. 198)→No.6(P. 224)より続く〕

〔10〕健康長寿を目指す生活 (まとめ) (本コラムはこれで終わりです)

1. 病気の治療と予防の基本的な対処
①生活習慣病に適切に対処して心筋梗塞・脳梗塞を防ぐ*
②85歳ぐらいまでは健診でがんを根治可能な早期にみつける**

2. 一般的な老化対策 (活性酸素対策)
①日々、ウォーキングなどの運動を続ける
②食事の量は腹八分目にする
　日々の適切な運動と、過食を避ける食事は、長寿遺伝子を活性化させ、その結果ミトコンドリアを健全に保ち、活性酸素の発生を減らします*
③ストレス、過労、タバコ、深酒を避ける**
　呼吸で生じる活性酸素以外の、余分な活性酸素の発生を防ぎます
④野菜、果物摂取で活性酸素の消去を図る**
　抗酸化物質 (ポリフェノール) を含む野菜や果物の摂取が役立ちます

3. 認知症対策*
①手仕事で手を、歩行などで脚をよく動かすこと
②脳の活性化のための知的活動
③人の交流を増やす

4. 筋力低下による要介護への対処*
　筋力低下対策にはウォーキングのような有酸素運動では駄目です。少し筋肉に負荷を加えるレジスタンス運動 (ジムでマシーンを使う等) が必要となります

それぞれの対策についての詳しい情報は、次の参考図書を!
　*『病気を知る、防ぐ、治す新・家庭の医学』(現代書林、2017年)
　**『がんの原因と対処法がよくわかる本』(現代書林、2015年)

J

精神・神経科系の症状

● J-1　気分の落ち込み、憂うつ感

　ストレスの多い現代社会では、気分が落ち込んだり、憂うつになるなど、いわゆる「うつ」っぽくなることは誰にでも起こることです。このような状態が一時的ではなく、持続している状態が「抑うつ状態」です。ここで、誰でも経験する可能性が大きい、気分の落ち込みと憂うつ感の「抑うつ状態」を、うつ病との関連において考えてみましょう。

● J-2　物忘れと認知機能障害

　急速に進む高齢化に伴い、認知症になる人が増え続けています。認知症の根本的な病因は不明で、現時点では治せる薬はありません。しかし根本的には治せずとも、認知症をできるだけ早く発見し、早期に対策や治療を始めれば、認知症への進行を遅らせることが可能で、また認知症が回復する可能性もあります。そこで、認知症になり始めた状態、つまり早期の認知機能障害における症状とその対策に重点を置いて、認知症を解説してゆくことにします。

J-1　気分の落ち込み、憂うつ感

　ストレスの多い現代社会では、一時的に気分が落ち込んだり、憂うつになるなど、いわゆる「うつ」っぽくなることがしばしば起こります。このような状態が一時的ではなく、持続している状態が「抑うつ状態」です。「うつ」といえば、誰でも知っている病気がうつ病です。では「抑うつ状態」は病気なのでしょうか？　病気ではなく、「うつ」っぽいメンタル的な状態なのでしょうか？　うつ病とはどのような関係にあるのでしょうか？

　ここで、誰でも経験するような、気分の落ち込みと憂うつ感の「抑うつ状態」を、うつ病と対比させながら考えてみましょう。

(1)「抑うつ状態」、「うつ病」の症状

　いわゆる「うつ」っぽい状態が続いている「抑うつ状態」でも、病気として完成された「うつ病」でも、症状が根本的に異なることはありません。いずれの場合も、気分の落ち込み、憂うつ感を根幹としてさまざまな症状が出ます。先に「うつ病」を述べたうえで、「抑うつ状態」の理解を進めるのが良いと思います。うつ病の典型的な症状をP. 253の表J-1に挙げます。

Q「うつ病では精神的な症状だけでなく、身体的な症状も出るのですね？」

A「そうです。初期にはむしろ、表J-1の2の①から④に示すような身体的な不調を訴える場合が多いのです」

Q「でも、そのような症状は、普段疲れた時や何か単純なことで落ち込んだとき、誰にでも起こり得るような症状ですね」

A「そうです。そのため自分ではうつ病と気付かないことが多いのです」

Q「そうこうしているうちに本質的な精神的症状が出てくるのですね？」

A「ええ。表J-1に挙げた精神的症状で、気分の落ち込みと憂うつ感に基づくものですね。ひどくなれば『死』に結びつくような観念に陥ってゆきます」

Q「それでは抑うつ状態の症状はどうなのですか？」

🅐「そこが問題です。それを知ることが本項の目的ですからね」

「抑うつ状態」で出る症状は「うつ病」の症状と根本的に変わることはありません。表J-1のうつ病の症状と同じような、精神的、身体的症状を含めた、いわゆる「うつ症状」が出ます。ですから「抑うつ状態」と「うつ病」の見分けはベテランの精神科医でも難しいことがあるようです。

[表J-1] うつ病の症状

1. 精神的症状
①一日中、憂うつな感じ、沈んだ気持ちが続く
②これまで楽しんでいたことが面白くなくなる
③気力がなくなり、何をするのも億劫になる
④考えがまとまらず、判断力・集中力が低下する
⑤生活に充実感がなく、生きてゆく自信がなくなる
⑥将来に対して、悲観的になる

2. 身体的症状
①わけもなく疲れた感じが続く
②寝つきが悪い、または途中で目が覚めて睡眠不足を感じる
③胃がもたれる、食欲がない
④頭痛、動悸、息切れなどを自覚する

🅀「症状が根本的に変わらなければ、うつ病と抑うつ状態の違いがないことになってしまうのではないですか？」

🅐「出現する症状は本質的には変わらないのですが、抑うつ状態では、見られる症状の数が少ないのです」

🅀「うつ症状の数が少ないと抑うつ状態、多いとうつ病ということですか？」

🅐「大まかにいえばそうなります。したがって一般的には、うつ病よりは軽い状態を抑うつ状態と呼ぶことが多いようです」

Q「何か釈然としませんね」

A「根本的にはうつ病も抑うつ状態も、いわゆる『うつ症状』があることが前提の病気、または状態であるので、釈然としないのは止むを得ません」

Q「でも何か、どこかに根本的な違いがあるのでは？」

A「そうです。大胆にいいますと、うつ症状が出現する大きな原因が違うと考えられます。次項で原因を述べてゆきます」

(2) うつ病と抑うつ状態の原因

うつ病の原因は現代の医学でも明確に説明できる状態に至っていません。これまではセロトニンやノルアドレナリンという神経伝達物質（下の一口メモ）が不足して、神経と神経の情報伝達が悪くなり、神経活動が低下することが、うつ病の原因と考えられてきました。しかしながら、現在ではこのような体質的要因だけでは説明できなく、体質的要因に環境要因が相まってうつ病が発症すると考えられるようになっています。

Q「環境要因とは？」

A「一言でいうとストレスのことです。私達をとりまく環境からの刺激の中には、

一口メモ　　　　　**神経伝達物質**

神経終末（末端部）から神経伝達物質が分泌され、次の神経の受容体に結合します。受容体から神経の刺激情報のシグナルが発せられ、神経活動が伝わってゆきます（〰→）。

神経活動は、神経伝達物質の多い、少ないで調節されることになります。

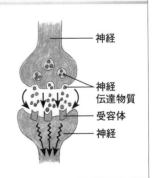

うつ病の誘発につながるストレス刺激があるのです」

Q「うつ病を誘発するストレス刺激とは、職場の過重労働や複雑な人間関係などですか？」

A「ええ、それは代表的なストレス刺激です。でも決してそのような誰でもストレスと思うようなストレス性の刺激だけとは限りません。『え、なぜそのようなことでうつ病に！』というような刺激もあります」

うつ病の発症に関わる環境変化は実にさまざまなことがあります。必ずしも悪い変化ばかりではなく、良い変化や普段の些細な出来事でもストレスになって、うつ病の引き金となることがあります。その引き金は、あまりにも多彩ですので、具体的に表J-2にまとめてあります。

[表J-2] うつ病の誘引となる環境因子

1. 職場や仕事に関すること
①過重労働：長時間労働、困難な仕事
②人間関係：上司・同僚との不調和
③急な状況変化：仕事の失敗・不振、転勤、退職、昇進、降格、リストラ
2. 家庭・家族に関すること
①めでたいこと：結婚、妊娠、出産、子供の独立
②つらいこと：家庭内不調和、離婚、育児
③お金に関すること：ローン、税金問題、相続問題
3. 喪失体験とそのほか
①近親者との離別、死別、病気、事故

Q「職場のストレスは過重労働と人間関係からくる慢性的なストレスですね？」

A「ええ。これに仕事の失敗、転勤、リストラなどの急に起こるストレスも遠因になります」

Q「職場を離れてもさまざまなストレスがあり得ますね。前頁の表J-2の2 -②や③、それに3のストレスはわかりますが、昇進や結婚、妊娠や出産は、これがストレスになるのですかという気がしますが？」

A「そうなのです。一般的には喜ばしい、めでたいことなのですが、これがストレスでうつ病の引き金になることもあるのです。人間の心理はその人の、その状態でないとわからないことがあり得ます」

　うつ病は、うつ病になりやすい体質のもとに、うつ病の誘引を作る環境の中で発症してゆくものなのです。さらにいえば、うつ病になりやすい体質的要因の大きい人は、平均的な環境刺激（ストレス）でもうつ病になるかもしれません。逆に、うつ病の体質要因が小さい人でも、うつ病をひき起こしやすい環境刺激が大であれば、うつ病を発症することになるでしょう。

Q「では抑うつ状態も同じような原因で起こるのでしょうか？」

A「少し違いがあるようです。抑うつ状態は強いストレス刺激だけでも起こってくると考えられます」

Q「その人の体質的要因がごく小さくとも、大きなストレスがあれば抑うつ状態は起こりうるということですか？」

A「そうです」

Q「でも、人それぞれの体質的要因を測る検査はないわけですから、うつ症状を呈してきた人がうつ病になってゆく過程にあるのか、抑うつ状態であるのか、その区別は難しいのではないですか？」

A「その通りです。実際、専門医でも、見分け方は難しいことがあるそうです」

(3) うつ病と抑うつ状態の対処と治療

　うつ病、抑うつ状態の初期には精神的な症状よりも、むしろ身体症状が出ることが多いようです。寝つきが悪くなる、または途中でよく目が覚めるようになり、睡眠が不足する、身体がだるい、胃がもたれ、食欲がない、頭痛、

動悸、息切れが起こるなどの身体的不調です (P. 253の表J-1の2)。

前述の如く、このような身体症状は、普段疲れた時や何か単純なことで落ち込んだ時に、誰でも時々感じるような症状です。そのため、自分ではうつ病、抑うつ状態と気付かないことがしばしばあります。でも疲れがとれたはずなのに、2～3週間以上不調が続く場合は、せめて一般内科、できれば心療内科を受診してください。

精神的な症状が出た場合でも、当初は自分では"病気"ということを自覚することが少ないようです。本人が気付く前に、その人の変調は、客観的立場にいる家族、職場の上司や同僚によって先に気付かれることが多いのです。そのため、周囲が気付いてあげること、心療内科への受診を勧めるなど、温かいサポートが大切です。

Q「家庭では家族が、どのように気を付けてあげればよいですか？」
A「口数が減り、表情が乏しく、何となく元気がなくなる、これまでの趣味を楽しまなくなる、不眠などの状態に気付いてあげましょう」
Q「職場の上司が気を付けてあげる点は？」
A「職場で、上司は普段から部下の『病気』に注意を払うことよりもむしろ、『いつもと違う』、あるいは『これまでと違う』ことに気付いてあげてください。具体的には、『仕事が普段どおりにできなくなる（能率や判断力の低下）』『急にミスが多くなる』『遅刻、欠勤、早退が多くなる』『服装が乱れる』等です」

うつ病と診断が下れば服薬治療が必要です。うつ病は決して気力や心の持ち方で治る病気ではありません。休養したうえで、専門医の元で根気よく、焦らず抗うつ薬の服用による治療を続けることが大切です。

一方、抑うつ状態の場合は、うつ病の薬を服用する治療では不適切です。それなりのストレスが大きな原因となってひき起こされていますので、ストレスを処理するカウンセリングが必要です。心療内科、精神科の専門医による診療をお願いすることになります。

J-2 物忘れと認知機能障害

　急速に進む高齢化に伴い、認知症になる人が増え続けています。2012年現在で日本人の460万人が認知症、2025年に患者数は700万人に達すると推定されています。この頻度の高さと、病気の深刻さから「認知症」を知らない人はまずいないでしょう。また、「このところ物忘れが多くなった」とか、「ものの名前が出てこない」などを自覚して、認知症の始まりではないかと気がかりになる中高年者は少なくないようです。

　認知症の根本的な病因は不明で、現時点では治せる薬はありません。しかし根本的には治せずとも、悲観してしまうことはありません。認知症をできるだけ早く発見し、早期に対策や治療を始めれば、認知症への進行を遅らせることが可能となってきています。また、場合によっては認知症が回復する可能性もあるなど、希望的な面も見え始めています。したがって医学界は今、認知症の解明と治療だけでなく、認知症の早期診断と対策に力を入れ始めています。

　そこで本書では認知症になり始めた状態、つまり早期の認知機能障害の症状とその対策に重点を置いて認知症を解説してゆくことにします。

(1) 認知症の原因

　認知症には原因別に2つのタイプがあります。1つ目は脳梗塞などの脳血管障害が原因となり、認知機能に障害が出てくる認知症です。もう1つはさしたる病気もなく健康に過ごしてきた人に、いつとはなく認知機能障害が現われ、着実に進行してゆく認知症で、アルツハイマー病です。一般に認知症として心配されるタイプは、後者のアルツハイマー病です。

Q「アルツハイマー病型の認知症は怖いですね。脳にどのような病的変化が起こるのかわかっているのですか？」

A「アルツハイマー病では、"β（ベータ）アミロイド"という蛋白質が大脳に

溜まってゆき、シミのようなものが生じます。老人斑と呼ばれます」

Q「老人斑というシミができることがアルツハイマー病の原因ですか？」

A「10年ぐらいかかって大脳全体に老人斑ができてゆきますが、それでもその時点で認知症の症状は出ません」

Q「では老人斑とアルツハイマー病の因果関係は？」

A「老人斑ができ始めて10年ほど経つと、それが刺激となって、次に"タウ"という蛋白質が神経細胞の中に溜まり始め、神経細胞に障害が出ます」

　βアミロイドもタウも、いわば蛋白質のゴミで、このゴミが脳に溜まって神経細胞を死滅させ、脳が萎縮して認知症になるのがアルツハイマー病です。このように脳の病変はわかっていますが、なぜ、βアミロイドやタウ蛋白質のゴミが脳に溜まるのか、つまり根本原因は不明です。

(2) 物忘れと認知症の症状

　認知症の基本的な障害は記憶力、注意力、計画力、判断力などの認知機能の障害で、これらが発症早期に現われます。病気が進行しますと、介護者に大きな負担となる徘徊や異常興奮・暴力等、行動異常が出てきます。

　早期の認知機能の障害のなかでも、真っ先に現われるのが記憶力の低下です。いわゆる物忘れです。つまり認知症の症状は物忘れから始まることが多く、徐々に注意力や計画力等のほかの認知機能の低下が進んでゆきます。物忘れは自分で気付きますので、多くなると非常に気になります。

Q「物忘れが多くなると認知症が始まっていることになるのでしょうか？」

A「いいえ。物忘れだけではまだ何ともいえません。物忘れだけとり上げても、物忘れには心配のない物忘れと、要注意の物忘れがあります」

Q「心配のない物忘れとは？」

A「例えばテレビに映った俳優の名前が思い出せない、文章を書いていて、

漢字一文字が思い出せない、などです」

Q「では要注意の物忘れとは？」

A「要注意の物忘れは、1〜2日前に体験したことを思い出せなかったり、忘れたりしてしまうことです。例えば、昨晩は誰とどこで何を食べたかというような一つの出来事を、忘れて思い出せないことです。また、昨日確認し合ったことを（本人は忘れているので）、何度も尋ねることなどです」

心配のいらない物忘れは、多かれ少なかれ誰にでもあることです。これは病気、つまり認知症の始まりではありません。次の要注意の物忘れが、認知症の記憶力という一つの認知機能の障害による物忘れとなります。

記憶には、表J-3に示しますが、3種類の記憶があります。アルツハイマー型の認知症では、まず近々のエピソード記憶の障害がみられます。初めのうちは過去の記憶や意味記憶、手続記憶は残っています。また、記憶力以外の認知機能（注意力、計画力、判断力）に大きな障害がなく、正常に日常生活を営めます。このような状態が軽度認知障害にみられる状態で、正常と認知症の境界にある状態といえます。この軽度認知障害の状態を診断し、適切な対処をすれば、認知症を回復させたり、進行を遅らせたりすることができるようになります。

[表J-3] 記憶のいろいろ

記憶の種類	内　容
エピソード記憶	体験・出来事に関わる記憶
意味記憶	知識や一般的事実に関わる記憶
手続き記憶	自転車に乗るなどの動作的記憶

Q「記憶力以外の認知機能が低下すると、どのような症状が出ますか？」

A「記憶力低下（物忘れ）の次に注意力ですが、注意力が低下すると、これまでこなせていた仕事にミスが目立つようになります」

Q「これは本人よりも周囲がよくわかることですね」

A「そうです。また、計画力低下のために、仕事の段取りが悪くなったり、判

断力の低下のために、物事をなかなか決められなくなったりします」
Q「やはり職場ではけっこう目立つことですね。主婦の場合はどうでしょう？」
A「夕食のおかずの献立がこれまでのようにスムースに決めていけないというようなところに出てきますね」

　このほか、性格が変わったように怒りっぽくなったり、頑固になったりします。また、これまで楽しんでいた趣味に興味を示さなくなったり、なんとなく活気がなくなったりすることもあります。この場合、うつ病と間違えるように見えます。以上が初期〜早期の症状です。

(3) 軽度認知障害の診断

　認知症になってしまえば、根本的に治すことはできないうえ、病気は進行性です。そのため前段階の軽度認知障害のステージで病気を発見し、適切な対策を講じることが現時点での大きな課題となっています。

Q「軽度認知障害の診断はどのようにするのですか？」
A「認知症になっていても早期では診断が困難なことがありますので、軽度認知障害の診断はより難しい状態です。日本老年精神医学会は医師用に49項目のチェックリストを準備しています」
Q「そのチェックリストにチェックを入れたシートを見て、医師が診断するのですね？ チェック項目はどのようなものでしょうか？」
A「P. 262の表J-4に、49項目から一部抜粋した項目を載せています。表J-4の簡単な項目のなかに思い当たるところがあり、心配になれば、神経内科専門医を受診する必要があります」
Q「軽度認知障害を診断できる検査はないのですか？」
A「残念ながら決定的な検査法はありません。一般の人は脳のMRIを撮れば、脳の萎縮がわかると思っているようです。軽度認知障害ではMRIで脳の萎縮がみられないことが多いのです」

[表J-4] 軽度認知障害診断チェックリスト（一部抜粋）

- ① 約束の日時を忘れる
- ② 置き忘れ、しまい忘れが目立つようになる
- ③ ガスや水道の止め忘れ、電気の消し忘れが目立つようになる
- ④ 同じ質問、同じ内容の話を繰り返す
- ⑤ 同じものを重複して購入する
- ⑥ テレビのリモコンなど、使い慣れた道具をうまく使えなくなる
- ⑦ 慣れているはずの場所で道に迷う
- ⑧ 料理、片付けの段取りが悪くなる

（毎日新聞2017年9月4日夕刊より）

Q 「ほかに検査方法はないのですか？」

A 「がんのPET検査のような要領で、脳の血流を調べる検査方法があります。認知症初期で起こってくる血流低下がわかり、診断に役立ちます」

　認知症の原因の項で、「タウ」という蛋白質のゴミが脳に蓄積することが病気の原因となると述べました。この「タウ蛋白質」を検出する方法で、軽度認知障害がわかるようになってきました。脳脊髄液を背骨の腰椎の間から針で採取して、その液の中の「タウ蛋白質」の量を測るのです。しかしこの検査は、液の採取に患者さんの肉体的負担が大きいという難点があります。この点、血液中から「タウ蛋白質」を検出する方法が開発されつつあり、それが確立されれば、軽度認知障害の診断が大いに前進します。

(4) 軽度認知障害の対処と認知症の予防

　軽度認知障害や認知症の早期のステージで、病気の進行を抑える対策は運動であることが研究結果から認められています。それとともに、できるだけ脳の活性化につながる知的活動を盛んにすることです。

Q「具体的にどのような運動をすればよいのですか？」

A「有酸素運動ですから、軽く汗ばむ程度のウォーキングが基本です。軽度認知障害、早期の認知症にも効果的です」

Q「知的活動は？」

A「知的活動は各種ゲーム（とくにボードを使う将棋、囲碁、オセロなど）、音楽活動（楽器演奏、カラオケなど）や読書です。自分一人でなく相手、または仲間とともにするゲームや音楽活動が効果的です」

Q「要は体と脳をよく使うということですね？」

A「そうです。とくに両方を一緒に行うことがベストのようです。例えば、歌いながら、体を動かす、家事をする、俳句を詠んだり、写真を撮りながらウォーキングをするなどです」

軽度認知障害のステージでは、運動も知的活動も充分でき、他人との交流にも支障がないはずです。このステージでは、パートナーとの微妙な関係で独特の脳刺激作用のあるダンスなどが最適かもしれません。

Q「軽度認知障害に陥る前から、つまりある程度の年齢に達した健康状態のうちから、認知症を予防する方法はありますか？」

A「"こうすれば認知症になりません"という虫のいい対策はありません。でもいくつかの有効な予防的対策はあります。表J-5に挙げてみます」

Q「②と③と⑤は前述のことですね？ 食事面の努力は？」

A「脳に良いとされる栄養素であるDHA・EPAを青みの魚、またはサプリメントでよく摂ることや、抗酸化作用のある食品（野菜や果物）をたくさん摂取して、体の酸化を防ぐことです」

［表J-5］認知症の予防、進展抑制

①生活習慣病を適切に治療する
②有酸素運動をとり入れる
③脳の活性化のための知的活動
④食事面の努力
⑤人との交流を増やす
⑥そのほか（充分な睡眠、禁煙など）

Q「①の生活習慣病の治療が認知症の予防にも働くのですね？」
A「そうです。これが最も重要です」

　生活習慣病（糖尿病、高血圧症、脂質異常症）はそのいずれもが、動脈硬化をひき起こし、心筋梗塞や脳梗塞という最終病変につながります。しかしそれだけではありません。脳の血管全体に動脈硬化が起これば脳の血流が減少し、神経細胞がダメージを受けます。さらに糖尿病は高血糖による神経細胞の傷害をもたらすため、3つの生活習慣病のなかで最も危険な病気になります。認知症は、前述の如く、「βアミロイド」や「タウ蛋白質」というゴミが溜まり神経細胞を傷害することが本質的な病気です。生活習慣病はこれに追い打ちをかけるように、病勢を促進させるのです。

Q「生活習慣病を適切に管理すれば認知症に効果があるということに対して、何らかの根拠があるのですか？」
A「ええ、あります。すでに認知機能障害が出ている人に対しても、その進行が抑えられるという報告があるのです」

　すでに認知機能障害を認めている軽度の認知症に対して、生活習慣病（高血圧症、糖尿病、脂質異常症と喫煙）をまったく管理しなかった群と、すべての生活習慣病を管理した群に分けて、2年半の間追跡調査をしました。前者では当然認知機能障害は進行しましたが、後者の進行はごくわずかで、両群で認知機能障害の進行に大きな差が出ることがわかりました。
　この結果は、生活習慣病を併発した認知症に対して、生活習慣病を適切に治療することが、認知症の進行阻止に役立つことを示します。また、まだ認知症を発症していない人に対しても、発症を予防すると考えられます（認知症対策は健康長寿の増進の重要な一面を成します。P. 40に始まる、「健康長寿を目指す知識と知恵」のコラムを併せて参照してください）。

K

夏場の注意すべき症状

● K-1　夏バテ

「夏バテ」とは、日本特有の高温・多湿の夏の気候に負けて、身体が対応できなくなる、あえていえば体調不良状態です。多かれ少なかれ、または程度の差はあれ、ほとんどの人が経験したことがあるでしょう。夏バテ自体は単なる体調不良状態であっても、免疫力を低下させ、ほかの病気の引き金になることもあり得ます。そのため、夏バテを防ぐに越したことはありませんので、夏バテの原因を知り、夏バテ予防についての知識を持ちましょう。

● K-2　熱中症症状

熱中症とは何かを一言でいいますと、「環境からの影響で体温が上昇しているのに体の中にこもった熱を放散できなくなっている状態」です。年々熱中症にかかる人が増えています。熱中症という言葉は知っていても、その原因や初期に気付くべき症状を充分わかっていない人が多いからではないかと思われます。そこで熱中症の原因、症状、対処、予防についてまとめます。

K-1　夏バテ

「夏バテ」とは、日本特有の高温・多湿の夏の気候に負けて、身体が対応できなくなり、いろいろな不快な症状が現れる状態をいいます。症状は、「体がだるい」、「食欲がない」、「体力が落ちる」、「思考力が低下する」、「眠れない」などです。病気というほどのものではなく、あえていえば体調不良状態ということになります。

いわゆる、夏バテのような体調不良状態は、多かれ少なかれ、または程度の差はあれ、ほとんどの人が経験したことがあるのではないでしょうか。しかし、夏バテ自体は単なる体調不良状態であっても、免疫力を低下させ、ほかの病気の引き金になることもあり得ます。そのため、夏バテは特別な病気でなくとも、防ぐに越したことはありません。そこで夏バテの原因を知り、夏バテ予防についての知識を持っていただきましょう。

(1) 夏バテの原因

いろいろな原因が重なって夏バテ症状が出てくるようです。表K-1にまとめます。暑さのため、多量に汗をかくこと、胃腸機能が低下すること、冷房による体の冷えなどが主な原因となります。夏バテの原因や要因を知ることは、予防や対処はその裏返しですので役立ちます。表K-1に沿って詳しく説明します。

［表K-1］　夏バテの原因と要因

①発汗による障害
　ⓐ発汗による体力消耗
　ⓑ発汗による水分欠乏
　ⓒ発汗によるミネラルやビタミンの喪失

②暑さによる胃腸機能の低下

③暑さによる睡眠障害

④冷房による障害
　ⓐ長時間冷房の効いた部屋での体の冷え
　ⓑ室内外の温度差による自律神経の乱れ

Q「暑いと多量の汗をかきます。これがいろいろな障害となるのですね？」

A「そうです。暑いと体を冷やさねばなりません。体は汗をかいて体温を下げるべく、対応します。しかし発汗するとかなりのエネルギーが消費され、体力を消耗するのです」

Q「発汗によって、いろいろなものが失われることにもなるのですね？」

A「体の水分が失われるのはわかりますね。水分不足、ないしは脱水気味になりますので、当然体はだるく感じるようになります」

Q「水分は眼に見えますのでよくわかりますが、ミネラルやビタミンも失われるのですか？」

A「そうなのです。汗にナトリウムやカリウムなどのミネラル、そしてビタミンB1とB2が含まれていて、これらがともに失われることになります」

　汗に塩分（ナトリウム）が含まれているのは、汗を舐めるとしょっぱいことから、ほとんどの人は知っています。大量の汗をかいた時、ミネラル入りのスポーツドリンクで水とミネラルを補給するというのは今では常識になっていますね。ミネラルとともにビタミンが一緒に失われます。ちなみにビタミンB1は体がエネルギーを作る時に必須のビタミンです。

Q「夏になるとしばしば食欲が落ちますが、これも夏バテの一つの症状？」

A「そうです。暑くなると消化酵素の働きが低下します。また、暑いと冷たい食べもの、飲みものを多く摂りがちです。そうしますと胃腸が冷えて消化管の運動が鈍くなります。消化器は二重に機能低下に陥り、食欲が落ちるのです」

Q「発汗で、余計なエネルギーが消費され、また、ビタミンの喪失が多くなっているので、夏場以外の時期より、たくさんの栄養を摂らねばならないのに、それができなくなりますね？」

A「その通りです」

　胃腸による栄養分の消化吸収能は、胃腸の運動能と消化機能の両方

の低下によって、ダメージを受けます。そのため栄養分やビタミンの吸収が低下し、それらが不足することになります。

3つ目の睡眠不足ですが、最近は夜になっても気温が下がらず、"熱帯夜"という言葉が生まれています。寝つきも悪くなるうえ、熟睡できにくくなり、睡眠不足となります。当然、体の疲れがとれず、夏バテが助長されます。エアコンを使うことになりますが、これまた、冷えすぎの問題が生じます。そうなのです。"夏の冷え"が夏場の体調不良の一つの大きな要因となり、夏バテ症状の一角を占めることになるのです。次項で夏の冷えを考えます。

(2) 冷房による体の冷え、いわゆる「夏冷え」

一昔前と比べ、最近は地球温暖化の影響を受け、真夏日や猛暑日が大幅に増えてきました。高温多湿の環境では室内でも熱中症がよく発生しますので、マスコミは「適切にエアコンを使って、熱中症を予防しましょう」と毎日のようにいっています。もはや都会ではエアコンなしの生活は考えにくくなっています。

ところが、夏バテを防いでくれるはずのエアコンで、逆に体調不良がひき起こされるという、皮肉な状況が夏の冷えとして問題になってきました。とくに女性に多く、ある統計では夏場の体調不良を感じる女性の約8割が、「冷房による体の冷え」が気になると訴えています。

Q「確かにエアコンのないオフィスでは仕事の効率が低下しますが、エアコンが効いた部屋で一日中、デスクワークをする人には体が冷えすぎることにもなりますね」

A「ええ、私達の体の細胞は、体温が36度か37度ぐらいで最も円滑に働いてくれるように設定されています。風邪をひいて体温が高くなってもしんどいですが、エアコンで体を冷やしすぎても、細胞の働きが悪くなり、しんどくなるのは当然なのです」

Q「ずっとエアコンの効いた部屋に居なくても、なんとなくエアコンは悪いと

感じることもありますが……」

🅐「確かにそうですね。それとともに、冷房の効いた室内と暑い戸外の行き来による温度差も問題です。その行き来が頻繁だとやはり体が疲れます」

　体温調節は、自律神経の働きによって、発汗作用のほかに血管が拡張したり収縮したりして行われます。36℃以上の戸外と、25℃くらいの室内を行き来するという、大きな温度差に遭遇することが多くなると、体温調節を営む自律神経が疲れて自律神経失調を来してしまいます。

　人間の体には本来、環境適応能があり、体温も自律神経の働きで、環境（気温）に適応するように働いてくれているはずです。ところがエアコン（クーラー）という人工的な環境変化装置によって、人間独自の体温調節能力に変調が起こり、自律神経失調を来すようになってしまいました。"クーラー病"という言葉も生まれています。

(3) 夏バテに対する対策

　冒頭でも述べましたように、夏バテは病気というほどのものではない体調不良です。日々の生活での対処によって、夏バテを予防したり、症状を改善させることが可能です。夏バテの予防と改善は、P.266の表K-1の「夏バテの原因と要因」の対策（表K-2）ということになります。多量の発汗と、「夏冷え」の対策が中心です。

[表K-2] 夏バテの対策

①水分の補給
②失われたミネラルやビタミンの補充
③冷たい食べ物や飲料を控えること
④エアコンの適正な温度設定
⑤体を冷やさないようにする対処
⑥朝夕の涼しいうちに、軽い運動をする
⑦睡眠時の注意

🅠「発汗対策ですが、汗をかかないようにするのはよくないのでしょうか？」
🅐「汗をかかないために運動をせず、エアコンのよく効いた部屋に居続ける

ことはかえって体力を落とします。日本の夏の気候で汗をかかないことは不自然です。暑くともほどよく体を動かし、発汗に対する対応を正しくすることが賢明です」

Q「そうしますと水分とミネラルの補給ですね？」

A「そうです。それに加えて、ビタミンB1とビタミンB2です」

　発汗のために、糖分や脂肪をエネルギーに変換するのに必要なビタミンB1とビタミンB2が不足しがちです。これを補うために、ビタミンB群を多く含む食品を摂りましょう。ウナギ、豚肉、レバー、緑黄色野菜等です。昔から夏バテ予防には「土用のうなぎ」といわれてきましたが、先人の理にかなった知恵なのです。夏場にスポーツや仕事で体をよく使う人は、夏場だけでもビタミンB1やB2を医薬品として服用するのも一つの対策になるでしょう。

Q「食事や飲み物にも気を配る必要がありますね？」

A「ええ、大いにあります。外からの冷えでなく、冷たいものの食べ過ぎ、飲み過ぎによる内臓の冷えも体を弱らせ、夏バテの大きな要因になります。水分補給のことだけを考えて、日中常に冷蔵庫に冷やしてある麦茶などを飲んでいて、食欲不振やだるさを訴える人が多いようです」

　冷たいものは口当たりは良いのですが、冷たい物を摂り過ぎると胃液分泌が低下し、食欲不振や消化不良につながります。冷たいコーヒーや炭酸飲料、アイスクリームなどはもちろん、大量の冷水もよくありません。とりわけ、夜遅くの冷飲料は胃の大敵です。

　最後は、外から体を冷やし過ぎないようにする対策です。

Q「日中の室温は30度ぐらいになりますので、エアコンなしでは無理ですね。どのくらいの室温が良いでしょうか？」

A「最近は節電対策もあり、27度前後に設定されているところが多いようです」

Q「夜間はどうですか？」

A「就寝中は27度は低すぎます。28ないしは29度前後がよいでしょうか。この温度に設定しますと自動的にエアコンのスイッチがON－OFFを繰り返してくれ、低くなりすぎることはないようです。低温で時間設定しますと、OFFになった時に急に室温が上昇して目が覚めたり、汗をかいたりして、かえって睡眠が妨げられます」

Q「時々、オフィスや電車のなかで冷房が効き過ぎていると感じることがありますが」

A「ありますね。自分だけの至適温度にしてほしいと思っても、できないことがあります。冷えに敏感な人は、薄手のセーターを常に携行して、寒いと感じたらそれを着用することです。また、寝間着は薄手でも長袖、長ズボンにすること、暑くてもおなかと足許にはふとんをかけ、冷やさないようにすることです。就寝前はシャワーではなく、バスタブにゆっくり浸かって体の冷えを解消してから寝るようにしましょう」

Q「何か治療薬はありませんか？」

A「特効薬はありません。これまで述べたことを守れば、かなりの対策になるはずです。でも、それでもやはり不調を感じる人はいないことはありません」

　ビタミンを補充したり、冷飲料を控えたり、さらに冷房に気を付けていても体調が良くないという人はいます。また、体調不良が夏場でなく、冷飲料を飲まない、かつ冷房をつけない秋に出ることもあります。夏バテならぬ、秋バテです。このようなケースでは漢方医学の力を借りるのも一つの手段になるかもしれません。「夏バテ、または秋バテ」「冷え症」「女性のいわゆる不定愁訴」など、西洋医学では容易に解決できない体調不良が、適切な漢方薬で改善することがあります。

K-2 熱中症症状

　先に述べた如く、熱中症とは何かを一言でいいますと、「環境からの影響で体温が上昇しているのに体の中にこもった熱を放散できなくなっている状態」です。年々熱中症にかかる人が増えています。日々、ニュースで報道されますが、救急搬送される人は平成28年には5万人強です。搬送時点での重症と死亡は1000人を超えています。何と多いことかと驚くばかりです。熱中症という言葉は知っていても、その原因や初期に気付くべき症状を充分わかっていない人が多いからではないかと思われます。社会的損失、個人の不利益を考えますと、熱中症の状態を知らないでは済まされない状況になってきています。そこで熱中症の原因、症状、対処、予防についてまとめます。

(1) 熱中症の原因

　まず熱中症の遠因となるのが環境の変化です。地球温暖化や都市部の気温が高くなる「ヒートアイランド現象」の影響で、環境が大きく変化しました。「高温」「多湿」「無風」の3つが熱中症増加のベースにあります。

Q「高温、多湿の環境に長くいると、どうして熱中症になるのですか？」
A「私達の体は体温が36〜37度ぐらいに保っていれば、すべての細胞がうまく働くようになっています。外気温が高い状態が続いたり、運動したりすると体温が上昇し、細胞の働きが低下します。このため、体は体温を下げようと調節作用を営みます」
Q「体温を下げる調節作用は？」
A「中心的な調節作用は汗をかいて、汗の気化熱で体温を下げることです」
Q「それで体温が下がればよいのですね？」
A「そうですが、高温環境に居り続けると、発汗が続きます。そうすると脱水状態になります。ついには発汗で体温を調節することができなくなり、熱

がこもり、熱中症となるのです」

Q「なるほど、体温上昇→発汗亢進→脱水状態→体温調節作用の破綻が熱中症の本態ですね」

　発汗によって体から水分が失われますが、この時水分だけが出てゆくのでなく、水分とともに塩分が減っていることをわかっておく必要があります。つまり、脱水というだけでなく、体内の水分と塩分の喪失です。これを知っておくことは、熱中症の対策のためにも重要です。単に水分だけ補給するのではなく、水分と塩分の補充が重要だからです。

(2) 熱中症の段階別症状と対処

　熱中症は初期から症状が出始め、脱水状態の進行とともに症状は変化し、最終的には意識障害に陥ります。重症になると死に至ることのある怖い病気です。甘く見てはいけないのです。ですから初期の症状をよく心得ておくことが肝要です。熱中症が段階的に進行する際の症状と、それぞれの段階での対処を表K-3にまとめます。

[表K-3] 熱中症の段階的症状と対処

段階	症状	対処
1度 (軽症)	めまい、たちくらみ、筋肉痛、筋肉の硬直、こむら返り、大量の汗	涼しい風通しの良い所へ移す。 体を冷やす。 水分と塩分を補給
2度 (中等症)	頭痛、不快感、吐き気、嘔吐、体がだるい（倦怠感）	1度の対処を続ける。 自分で水分を摂れなければ点滴が必要。 症状が改善しなければ病院へ送る
3度 (重症)	意識障害、けいれん、手足の運動障害、高体温	1、2度の対処を続け、すぐ救急車を呼び病院へ搬送。 病院での集中治療対応が必須

Q「1度（軽症）の初期の症状をキャッチして、この時点ですぐ対処することが大切なのですね？」

A「その通りです。この時点では脱水によるめまいやふらつきとともに、水とナトリウム（塩分）喪失による筋肉の異常サインが出ます。自分でわかるはずです。また、水分と塩分の補給のために、スポーツドリンクを飲むなどの対処も自分でできるはずです」

Q「2〜3度となると段々症状が強くなりますね」

A「ええ、ガンガンとした頭痛と、吐き気とさらには嘔吐が出てきますので、進行は自分も、周囲の人もわかります。脱水症対策には点滴が必要ですし、1度（軽症）の対処で改善せず、頭痛や吐き気が出てきたら、病院へ行く、または救急搬送すべきです」

Q「さらに進めば即、救急車ですか？」

A「そうです。3度の症状になれば生命の危険が迫っています。この時点の前に救急搬送が必要です」

　初期の対処は体を冷やすこととともに、最も重要なことは脱水症の対処です。前項で述べた通り、脱水といえども水だけ失われているのではありません。水と一緒にナトリウム（塩分）の喪失が起こっているのです。ですから水分と塩分の補給をしなければなりません。水やお茶では塩分は補給されず、熱中症の充分な脱水対策にはなりません。大量に水だけ飲みますと、かえって血液中の塩分（ナトリウム）濃度が薄まり、危険な状態になりかねません。

　スポーツドリンクで水とナトリウムを補給する必要がありますが、理想的には市販の経口補水液が良いようです。これには糖分（ブドウ糖）とナトリウムが絶妙の配合割合になっていて、腸からの水とナトリウムの吸収効率が抜群です。厳しくいえば、一般のスポーツドリンクは糖分が濃過ぎるので、ナトリウムの吸収が鈍ります。スポーツのあとに飲むのには良いのですが、熱中症の脱水に対しては甘すぎますし、効果がやや劣ります。熱中症の

脱水対策としては経口補水液がベストです。

(3) 熱中症になりやすい状況

　熱中症が起こりやすい条件は、「高温」、「多湿」、「無風」です。日本の夏の日中の戸外はこの条件を満たすこと、長時間の運動で脱水により熱中症が誘発されることは誰でもわかっています。曇っていても、気温がそれなりに高く、かつ蒸し暑く、風のない日はやはり危険です。

　一方、部屋に居れば大丈夫かといえば、とんでもないということになります。高齢者は普段から水分を摂らない人が多く、かつ暑さを感じにくいようです。部屋に閉じこもりの高齢者が室温の上昇に気付かず、発症することが非常に多いのです。周囲が気付いてあげることが大切です。高齢者が一人で一日を過ごさねばならない際は、常にペットボトルを手許に置き、こまめに口にしてもらうようにしましょう。

(4) 熱中症の予防

　ここまで書きますと、予防はもう言うまでもないかと思います。日中戸外での運動や仕事は、水分、塩分を運動や仕事の前から摂りながら、ほどほどにしてください。カンカン照りでなくても、「多湿」と「無風」に警戒してください。高温・多湿の室内の仕事場で働く人も同じです。水分・塩分補給を怠らないようにしてください。

　部屋の中にこもりきりの場合は、テレビで毎日いわれるように、「こまめに水分を摂り、適切にエアコンを使用する」に尽きます。水分は、ミネラルを含む水分が必要です。手許には常に、経口補水液、せめてスポーツドリンクを常備しておきたいものです。

あとがき

　脱稿に際し、本書出版の経緯を申し述べたく存じます。筆者は30年余りの大学での研究生活を経て、2004年から大阪市中央区の一医療法人診療所で院長として活動しています。この診療所は健診センターとして、委託された近隣企業の従業員約1万人の健診・人間ドックを請け負い、かつ内科診療所として、一般内科疾患や健診で指摘された生活習慣病などを治療する業務を担っています。さらに、筆者は多数の企業の嘱託産業医を依頼されていますので、健診と一般内科外来と併せて3つの業務を持っています。

　現在の診療所で診療を始めて13年になりますが、5年前の2013年に、『身近な病気がよくわかる本』を発行しました。その本の出版の目的ですが、診療所を受診下さいました患者さんに、限られた診療時間のなかで充分説明できない病気のことを、診療後にゆっくり読んでもらえれば病気の理解を深めるのに役立つのではないか、また、産業医契約会社の従業員各位の日頃の健康管理に役立ててもらえるのではないかという考えに基づいての出版でした。

　幸いにも、読者諸氏からそれなりの評価をいただきましたが、出版してほどなく、一つの問題に気がつきました。患者様が、病気がわかった診察後に、病気の理解を深め、注意すべきことを再考するのには、その病気の項を読んでいただければよいのです。しかし、日常生活で、ある日ある時、何らかの症状が出た場合、その時点ではまだ病名がわかっていないでしょうから、病名を基にして解説した本では、どこを読めばよいのかがわかりません。したがって何らかの症状が出た場合に、病名ではなく、症状から辿れる病気の解説書の方が実際には役立つのではないかと思うようになりました。

　そのような背景から書き上げたのが、本書『気になる症状からナビする病気の事典』です。人は誰でも日々、さまざまな症状に遭遇するものです。

症状から紐解いて、自分の症状がどのような病気に該当するものかを知っていただくことを目的としています。

　それとともに、不快な症状があっても病気のような病気でないようなこともあります。例えば、肩こり、夏バテ、冬場の手足のかゆみなどがそれにあたります。受診するほどのこともないが、何か対処方法はないかという気持ちは誰でも持つのではないでしょうか？　また、加齢臭のような、まず病気ではないと思うが少しだけ気になるような症状もあるかと思われます。本書はこのような、ちょっと知っておきたいというような症状も解説しています。
　世の中が大きく変化するにつれ、病気の種類も変化し、また、症状も複雑化してきています。以前は、気に留めるようなこともなかったのに、情報化社会では何でも知りたいという気持ちが増してきました。このような状況にあって、本書が現代人のもろもろの要望に応えて、病気を知ること、防ぐこと、治すことに少しでも貢献できれば筆者としてうれしく、また、ありがたく思います。

　最後に出版に関してお世話になった関係各位に、お礼の言葉を贈りたいと思います。患者の皆様、あるいは健診受診者のお一人お一人が、筆者との診察中の会話で、本書出版の動機と内容の示唆を与えてくれました。そのお陰で本書の執筆が可能になったことを、深くお礼を申し上げたいと思います。また、筆者の手書き原稿と手描きイラストをパソコンに入力してくれた当診療所職員の安田真美さんのご助力と、本書の発刊にあたり、きめ細やかな編集作業を成し遂げて下さいました現代書林の松島一樹さんとスタッフの皆様のご尽力に深謝します。

　2018年8月

藤原大美

疾患病名（症状様病名を含む）の索引

ア行

アデノウイルス感染症 …… 11,12
アトピー性咳嗽 …… 28
アトピー性皮膚炎 …… 207,212,213
アナフィラキシーショック …… 204,205
アルコール依存症 …… 148
アルコール中毒症 …… 148
アルツハイマー病 …… 258
アレルギー性鼻炎 …… 12
胃潰瘍 …… 43,58
胃食道逆流症 …… 47
いびき …… 35
イボ痔 …… 77
咽喉頭異常感症 …… 14
咽頭がん …… 14,16
インフルエンザ …… 11,12,17,18
うつ病 …… 252
運動器症候群 …… 193
エコノミークラス症候群 …… 102,157

カ行

外痔核 …… 78
回転性めまい …… 106,108
潰瘍性大腸炎 …… 58,71
過活動膀胱 …… 245
過呼吸症候群 …… 92,93
下肢静脈瘤 …… 159,162,163
風邪症候群 …… 10,17
肩関節周囲炎 …… 190
過敏性腸症候群 …… 58,70,74
加齢臭 …… 219,222
加齢性飛蚊症 …… 232
加齢性サルコペニア …… 117,196
眼精疲労 …… 227,228
関節リウマチ …… 186
感染性胃腸炎 …… 58,62,65,66,67
乾燥肌 …… 208,210
期外収縮 …… 86,87
気管支喘息 …… 12,25,92,94
気胸 …… 92,99,103
ぎっくり腰 …… 174,175
機能性ディスペプシア …… 49,50
逆流性食道炎 …… 12,14,17,42,99
急性胃炎 …… 57,58,59
急性咽頭炎 …… 10,12,13
急性気管支炎 …… 10,18
急性喉頭炎 …… 14
急性喉頭蓋炎 …… 14
急性腎炎 …… 237
急性じんましん …… 203

急性膵炎	58,61,64,99
急性の下痢	65
急性の腰痛症	172
急性鼻炎	10,12
急性副鼻腔炎	12,29,129
急性腹膜炎	58
急性扁桃炎	12,13
狭心症	89,92,99,100
胸膜炎	99,103
起立性低血圧	107,111
切れ痔	77
筋緊張性頭痛	131
緊張型頭痛	131
クーラー病	269
くも膜下出血	128
クラミジア感染症	12,17,24
クラミジア肺炎	20
頸肩腕症候群	135,136
軽度認知障害	260,261,262
毛虫皮膚炎	204
血尿	236
下痢型過敏性腸症候群	70
口臭	220
甲状腺機能亢進症	85,89,147,148
光線過敏型薬疹	216
光線過敏症	215
喉頭がん	14
高尿酸血症	183,184
更年期障害	90,107
誤嚥性肺炎	16,23
五十肩	190
骨粗鬆症	193
こむら返り	163,166

サ行

サルコペニア	114,117,194,195
痔	77
痔核	77
子宮筋腫	58
子宮頸がん	249
子宮体がん	249
糸球体腎炎	237
子宮腟部びらん	248
子宮内膜症	248
歯周病	220
失神性めまい	107,111
シミ	214
しゃっくり	31
十二指腸潰瘍	58
手根管症候群	145

疾患病名（症状様病名を含む）の索引

硝子体出血 ………………… 231,233
小脳梗塞・出血 ……… 108,112,113
食中毒 ……………………………… 65
食道がん …………………………… 16
自律神経失調症 …………………… 111
痔瘻 …………………………… 78,79
腎盂腎炎 ………………… 58,62,241
腎がん …………………………… 237
心筋梗塞 ……………… 89,92,99,100
神経性慢性腰痛症 ………………… 182
腎臓結石 ……………………… 58,61
心臓神経症 …………………… 99,104
心臓弁膜症 ………………………… 88
深部静脈血栓症 …………………… 156
心不全 ………………………… 89,92
心房細動 …………………… 87,88,90
じんましん ……………………… 202
水腎症 ………………………… 58,62
髄膜炎 …………………………128,129
睡眠時無呼吸症候群 …………… 35,36
声帯ポリープ ……………………… 15
咳喘息 ………………………… 12,27
脊柱管狭窄症 ………………… 145,177
脊椎すべり症 …………………… 177
接触性皮膚炎 …………………… 207
喘息発作 ……………………… 25,92

前立腺がん ……………………… 244
前立腺肥大症 …………………… 242
総胆管結石症 ……………………… 60

タ行

帯状疱疹 ……………… 99,104,201
大腸がん ………………………… 72
大腸憩室炎 ……………………… 58
大動脈解離 ………………… 99,101
多型日光疹 ……………………… 215
立ちくらみ ……………………… 106
胆管結石 ………………………… 64
単純疱疹 ………………………… 200
胆石症 ………………… 58,59,64,99
胆のう炎 ……………………… 58,60
胆のう結石 ……………………… 64
蓄膿症 ……………………… 29,129
虫垂炎 ……………………… 58,62
腸閉塞 ……………………………… 58
椎間板ヘルニア ………………145,174
痛風 …………………………… 183
低血圧症 ………………………… 118
頭位変換性めまい ………………… 109
突発性難聴 ……………… 107,110,122
ドライアイ ……………………… 229

ナ行

- 夏バテ 266,269
- 夏冷え 268
- 日光アレルギー 215
- 日光じんましん 216
- 尿管結石 58,61,236
- 尿路感染症 237,238
- 尿路結石症 61,236
- 認知機能障害 258
- 認知症 258
- 熱中症 272
- 脳幹梗塞・出血 108
- 脳腫瘍 128,129
- ノロウイルス感染症 66,67,69

ハ行

- パーキンソン病 147,148,149
- 肺炎 12,17,19
- 肺気腫 12,29,92,94
- 肺線維症 92,95
- 肺動脈塞栓症 99,102,157
- 白内障 226,227
- バセドウ病 85,89,148
- パニック障害 92,93
- 皮脂欠乏性皮膚炎 208,211
- 非びらん性胃食道逆流症 47,48
- 飛蚊症 230,231
- 百日咳 11,12,18,24
- 日焼け 214
- 貧血症 89,96
- 風疹 206
- 不快な汗の臭い 218
- 浮腫⇒むくみ
- 不正出血 248
- 不整脈 86,92
- 浮動性めまい 107,111
- フレイル 224
- 変形性頸椎症 145,146
- 変形性膝関節症 188,189,190,193
- 変形性脊椎症 145,193
- 変形性腰椎症 145,178
- 片頭痛 107,128,130
- 扁桃周囲膿瘍 12,14
- 便秘 72
- 膀胱炎 58,237,240
- 膀胱がん 237
- 発作性頻拍 87
- 本態性振戦 147,149,150

マ行

- マイコプラズマ感染症 11,12,17,18,19,24

| 疾患病名（症状様病名を含む）の索引 |

マイコプラズマ肺炎	20
麻疹	205
慢性胃炎	57,58,59
慢性咽頭炎	14
慢性気管支炎	12
慢性喉頭炎	15
慢性じんましん	203
慢性膵炎	58,60,64
慢性の下痢	70
慢性の腰痛症	177
慢性副鼻腔炎	12,17,28
慢性閉塞性肺疾患	29,94
慢性扁桃炎	14
慢性便秘	73
耳鳴り	120,122,125
むくみ	152,153,154,163
虫刺症	204
メニエール病	107,109,110,112,122
めまい	106
網膜剝離	231,232,233,234
物忘れ	259

ヤ行

薬疹	203
薬物アレルギー	203
要支援・要介護	193,194,195
腰部脊柱管狭窄症	177
溶連菌感染症	11,12
抑うつ状態	252

ラ行

卵巣腫瘍	58
良性（発作性）頭位性めまい	107,109,113
リンパ浮腫	155,156
裂肛	77,78,79,80
老眼	227,229
老人性乾皮症	208,211
ロコモティブシンドローム	193
肋間神経痛	99,100

ワ行

| ワキガ | 219 |

アルファベット順

COPD（慢性閉塞性肺疾患・肺気腫）	12,17,29,92,94
EBウイルス感染症	11,12
SAS（睡眠時無呼吸症候群）	35,36

気になる症状からナビする病気の事典

2018年10月1日　初版第1刷

著　者	藤原大美(ふじわらひろみ)
発行者	坂本桂一
発行所	現代書林
	〒162-0053　東京都新宿区原町3-61 桂ビル
	TEL／代表　03 (3205) 8384
	振替 00140-7-42905
	http://www.gendaishorin.co.jp/
カバーデザイン	中曽根デザイン
イラスト	藤原大美

印刷・製本：(株)シナノパブリッシングプレス
乱丁・落丁はお取り替えいたします。

定価はカバーに表示してあります。

本書の無断複写は著作権法上での例外を除き禁じられています。購入者以外の第三者による本書のいかなる電子複製も一切認められておりません。

ISBN978-4-7745-1727-8 C0047

がんの研究者から健診医になった、
がんの元患者が書いた
がんの原因と対処法がよくわかる本

第1章　生命活動の神秘に出会う章
第2章　がん細胞が生まれる仕組み
第3章　がん細胞ができる原因
第4章　がんができるのを防ぐために、体に備わっている働き
第5章　できるだけがんにならないための日々の対処
第6章　治癒可能な早期にがんを発見する対処
第7章　がんになった場合の対処

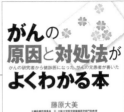

ページ数：272ページ

健康医学キーワードでなっ得！
病気を知る、防ぐ、治す 新・家庭の医学

第1章　体の成り立ち──マクロとミクロ
第2章　健康維持と病気の理解に役立つ健康医学キーワード
第3章　不適切な生活習慣や肥満に伴って起こってくる病気
第4章　ストレスが原因で起こってくる病気
第5章　免疫システムの異常に伴って起こってくる病気
第6章　加齢とともに起こってくる病気
第7章　がん

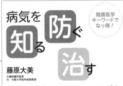

ページ数：316ページ

著者：藤原大美　サイズ：四六判並製　定価：本体1,500円＋税